複合性局所疼痛症候群(CRPS)をもっと知ろう

―病態・診断・治療から後遺障害診断まで―

編 集
堀内行雄 川崎市病院事業管理者

全日本病院出版会

序　文

　複合性局所疼痛症候群(complex regional pain syndrome；CRPS)は日常診療で遭遇した医師の頭を悩ませる難解な疾患の1つである．

　読者のなかには，本疾患を発症した患者を実際に診察したり，不幸にも自分が治療している患者が本疾患を発症してしまったという経験を持たれている方も少なくないと思われる．その際，放置すれば軽微な外力で重篤な症状が残ってしまうこの不可解な疾患については，通常の医学的な知識では，明解にその症状や成因を理解や説明することが出来ず，途方に暮れてしまったこともあったのではないだろうか．最終的に本疾患を少なくとも重大な後遺症無く，より軽微な障害程度に留めるためには，この疾患の存在を常に念頭に置き，発症させないように，また悪化させないように注意しなければならない．そのためには，早期診断早期治療により over-diagnosis になってもよいので病状の悪化を未然に防ぐ努力が必要である．拘縮や疼痛の中枢感作が完成してしまったあとでは，いかなる治療手段を駆使しても良好な結果を得ることは難しくなってしまう．本疾患の治療に際しては，アロディニアに代表される異常疼痛の対策は勿論のこと，四肢機能を最大限温存することを常に念頭に置く治療法を実施することが必要である．

　2010年1月の日本整形外科学会広報室ニュース第80～85号まで6回にわたり私を含めて6人の専門家にCRPSの現状について6項目にわたり書いていただき，早期診断早期治療の重要性を伝え，臨床で実践していただくようにお願いした．その紙面を借りて，本疾患の概要や早期診断早期治療の重要性，筆者が勧める治療法として，温冷交代浴とステロイド療法を紹介し，さらに後遺障害判定の要点を紹介した．その後も病態の究明や診療，特に新しい薬物などによる治療法は蝸牛の歩みではあるが少しずつ進歩している．今回は，CRPSを含めてその関連する類似疾患を取り上げ，現在までの知識をまとめていただくと同時に，現在どこまで解明され，どのような診療がされているのかを知っていただくことと，さらに後遺障害を書類に記載するときの注意も併せて理解し，実践していただけるようにと考え，今回書籍として「CRPSをもっと知ろう」を企画した．また，CRPSを理解するうえでも重要な関連する3つの疾患についても加えた．

　CRPSの病態は未だ不明であるが，「CRPS：疾患概念の変遷と最新の研究動向」と題して，不動がもたらす悪影響や中枢感作のメカニズムについて，名古屋大学手の外科　半田　仁先生に解説をお願いした．

　CRPSは反射性交感神経性ジストロフィー(RSD)やカウザルギーなどの名称で呼ばれてきたが，国際疼痛学会はCRPSという名称に統一することを提唱(1994年)し，CRPS type ⅠをRSD，type Ⅱをカウザルギーとした．CRPSの早期診断早期治療の重要性はコンセンサスが得られているが，このためには，明確な診断基準が必要になる．現在用いられている国際疼痛学会の診断基準と大阪大学が中心となって日本で作成された判定指標は，ともに治療には早期診断が可能な感度の高い「臨床用」と，研究には特異度の高い「研究用」の使用が推奨されている．「CRPS診断の実際」と題して，日本における判定指標作成に尽力された東京大学麻酔科・痛みセンター　住谷昌彦先

生に執筆をお願いした．

　最近ではMRIの解像度の進歩を受け，「CRPSの画像診断—BMD計測およびMRSによる診断—」も開発されてきている．このことについては，以前から注目し検討をされている国際医療福祉大学臨床医学研究センター　中村俊康先生に執筆を依頼した．

　早期RSD(CRPS)という概念を打ち出し，早期治療の重要性を強調しておられるサトウ病院　古瀬洋一先生には，早期診断早期治療に欠かせない「早期CRPSの考え方とその対策—超早期ステロイド療法の実際を含めて—」と題して解説をお願いした．

　CRPSでは，しばしば，うつ症状などの精神科関連の症状が出現する．しかし，その症状が発症に起因したものか，強い疼痛のために二次的に生じたものかの判定は難しい．いずれにしてもそのような場合は，精神科の先生にコンサルトをお願いすることになる．愛知医科大学学際的痛みセンター　西原真理先生には，鑑別診断や治療も含めて精神科的なアプローチの方法についてお教え願うことにした．

　2011年7月，日本ペインクリニック学会は，神経障害性疼痛薬物療法ガイドラインを公表した．多くの新薬も発売され，それに伴って治療の幅が広がってきた．日本大学総合科学研究所麻酔科　小川節郎先生には，主な最新の疼痛治療薬について，現在使用されている薬剤も踏まえて「CRPSの薬物療法—病状，病期による薬物の選択—」と題して，実際の使い方を踏まえて解説をお願いした．漢方薬については，那須赤十字病院整形外科　吉田祐文先生にわかりやすい実際の使い方の解説をお願いすることにした．

　CRPSの異常な痛みについては，従来からペインクリニックが中心となり疼痛緩和に取り組んできた．慶應義塾大学麻酔科　伊原奈帆先生には，交感神経節ブロックや脊髄電気刺激療法を含めたペインクリニックの治療法の現況と最近の進歩について「CRPSのペインクリニックにおける治療—早期治療と慢性疼痛対策—」の解説をお願いした．

　また，CRPSのリハビリテーションは疼痛緩和と機能温存の意味で重要な意味を持つが，広島県立障害者リハビリテーションセンター　水関隆也先生には，先生の実践しているCRPSのリハビリテーションのうち，特に「温冷交代浴の理論と実際」を執筆いただくことにした．そして防衛医科大学校整形外科　有野浩司先生には日頃から行っている「CRPSに対するリハビリテーションの実際」の解説をお願いした．

　次に，なかなか困難なCRPS(特にカウザルギー)の手術的治療のなかで，末梢神経幹自体の手術法として，神経切除，神経剥離術，神経縫合術，神経移植術（人工神経）などの治療が行われている．筑波大学附属病院土浦市地域臨床教育センター　西浦康正先生には「CRPS type Ⅱの手術療法」と題してカウザルギーに対する手術（人工神経除く）の治療法を紹介していただき，稲田病院　稲田有史先生に「CRPSに対する手術治療—病態別治療と生体内再生治療—」という題名で各々執筆をお願いした．

　最終的に残存した障害に対して診断書を書くことになったとき，患者が痛がって診察を拒否する場合など，判定や記載に難渋することがある．そのようなときは可能な

限り客観的事実を記載することが重要になる．「CRPSの後遺障害診断―留意点とアドバイス―」と題して，横浜労災病院　三上容司先生に執筆を依頼した．

　CRPSを診断治療する際に，どうしても知っておきたいことがいくつかある．その中で採血の際の神経損傷が問題になることも少なくない．宇治武田病院　勝見泰和先生に「採血による末梢神経損傷とCRPS」と題してその現状と対策，特にCRPSを発症させないための工夫と予防についても解説をお願いした．ジストニアと線維筋痛症はCRPSに関連する疾患であるのでこれらの病気を理解しておかなければならない．東京女子医科大学脳神経外科　平　孝臣先生と大阪大学大学院疼痛医学講座　三木健司先生にそれぞれの疾患の解説をお願いした．

　本書で，ご多忙な16人の専門家にわかりやすく記載していただいたが，現状でのCRPSの診療と類似疾患をよりよく知っていただき，日常の診療ですぐに実践していただくことで，CRPSにならなくてすむ患者が少しでも増えることを望む．CRPSは，未解決な部分も少なくない疾患であるが，読者の先生方の診療にこの本から得られた知識が少しでもお役に立てば幸いである．

2015年8月

堀内行雄

執筆者一覧

編　集
堀内　行雄　　川崎市病院事業管理者

執筆者（執筆順）
平田　　仁　　名古屋大学医学部付属病院手の外科，教授

住谷　昌彦　　東京大学医学部附属病院麻酔科・痛みセンター，緩和ケア診療部部長

緒方　　徹　　国立障害者リハビリテーションセンター病院障害者健康増進・スポーツ科学支援センター，センター長

中村　俊康　　国際医療福祉大学臨床医学研究センター，教授
　　　　　　　山王病院整形外科，部長

堀内　行雄　　川崎市病院事業管理者

古瀬　洋一　　サトウ病院，院長

西原　真理　　愛知医科大学医学部学際的痛みセンター，教授

小川　節郎　　日本大学総合科学研究所，教授

吉田　祐文　　那須赤十字病院第一整形外科部長兼リハビリテーション科部長兼院長補佐

伊原　奈帆　　慶應義塾大学医学部麻酔学教室，助教

津崎　晃一　　日本鋼管病院・こうかんクリニック，副院長

水関　隆也　　広島県立障害者リハビリテーションセンター，所長

有野　浩司　　防衛医科大学校整形外科，准教授

根本　孝一　　防衛医科大学校，副校長

尼子　雅敏　　防衛医科大学校整形外科，講師

西浦　康正　　筑波大学附属病院土浦市地域臨床教育センター，教授

原　　友紀　　筑波大学医学医療系整形外科

村井　伸司　　筑波大学医学医療系整形外科

神山　　翔　　キッコーマン総合病院整形外科

岩淵　　翔　　霞ヶ浦医療センター整形外科

稲田　有史　　稲田病院，院長
　　　　　　　京都大学再生医科学研究所臓器再建応用分野，非常勤講師
　　　　　　　奈良県立医科大学整形外科，臨床教授
　　　　　　　奈良県立医科大学麻酔科・耳鼻咽喉科・高度救命救急センター，非常勤講師

諸井慶七朗　　諸井クリニック，院長

中村　達雄　　京都大学再生医科学研究所臓器再建応用分野，准教授

森本　　茂　　西大和リハビリテーション病院神経内科

三上　容司　　横浜労災病院，副院長
　　　　　　　横浜労災病院運動器センター，センター長

勝見　泰和　　宇治武田病院，院長

平　　孝臣　　東京女子医科大学脳神経外科，臨床教授

三木　健司　　大阪大学大学院疼痛医学講座，准教授
　　　　　　　早石病院疼痛医療センター，センター長

史　　賢林　　大阪大学医学部未来医療センター／整形外科，特任講師

行岡　正雄　　行岡病院，院長

CONTENTS

複合性局所疼痛症候群(CRPS)をもっと知ろう
―病態・診断・治療から後遺障害診断まで―

I 病態

CRPS：疾患概念の変遷と最新の研究動向 ……………………………… 2
　　　　　　　　　　　　　　　　　　　　　　　　　　平田　仁

II 診断

診断基準
CRPS診断の実際 ―判定指標と診療方針の概論― ……………………… 12
　　　　　　　　　　　　　　　　　　　　　住谷昌彦, 緒方　徹

画像；MRI
CRPSの画像診断 ―BMD計測およびMRSによる診断― …………… 22
　　　　　　　　　　　　　　　　　　　　　中村俊康, 堀内行雄

III 治療

早期診断治療
早期CRPSの考え方とその対策
　―超早期ステロイド療法の実際を含めて― ……………………………… 32
　　　　　　　　　　　　　　　　　　　　　　　　　　古瀬洋一

精神科からのアプローチ
CRPS様症状を訴える患者への精神科的アプローチ
　―鑑別診断も含めて― ……………………………………………………… 40
　　　　　　　　　　　　　　　　　　　　　　　　　　西原真理

薬物療法①
CRPSの薬物療法 ―病状, 病期による薬物の選択― ………………… 47
　　　　　　　　　　　　　　　　　　　　　　　　　　小川節郎

薬物療法②
CRPSに対する漢方治療の実際 …………………………………………… 55
　　　　　　　　　　　　　　　　　　　　　　　　　　吉田祐文

神経ブロックなど
CRPS のペインクリニックにおける治療
―早期治療と慢性疼痛対策― ……………………………………………… 62
　　　　　　　　　　　　　　　　　　　　　　　　　　　伊原奈帆，津崎晃一

温冷交代浴
温冷交代浴の理論と実際 …………………………………………………… 69
　　　　　　　　　　　　　　　　　　　　　　　　　　　　　　水関隆也

リハビリテーション
CRPS に対するリハビリテーションの実際 ……………………………… 75
　　　　　　　　　　　　　　　　　　　　有野浩司，根本孝一，尼子雅敏

手術療法①
CRPS type Ⅱ の手術療法 ………………………………………………… 82
　　　　　　　　　　　西浦康正，原　友紀，村井伸司，神山　翔，岩淵　翔

手術療法②
CRPS に対する手術治療 ―病態別治療と生体内再生治療― ………… 87
　　　　　　　　　　　　　　　　稲田有史，諸井慶七朗，中村達雄，森本　茂

Ⅳ　後遺障害

CRPS の後遺障害診断 ―留意点とアドバイス― ……………………… 94
　　　　　　　　　　　　　　　　　　　　　　　　　　　　　　三上容司

Ⅴ　関連・類似疾患

採血による末梢神経損傷と CRPS ………………………………………… 104
　　　　　　　　　　　　　　　　　　　　　　　　　　　　　　勝見泰和

ジストニアの診断と治療 …………………………………………………… 112
　　　　　　　　　　　　　　　　　　　　　　　　　　　　　　平　孝臣

線維筋痛症（機能性疼痛・中枢機能障害性疼痛）の
診断と治療，診断書記載 …………………………………………………… 119
　　　　　　　　　　　　　　　　　　　　　　三木健司，史　賢林，行岡正雄

索引 …………………………………………………………………………… 128

I. 病態

I. 病態

CRPS：疾患概念の変遷と最新の研究動向

🔍 診断・治療・見極めについてのポイント

- ☑ 労働災害では reflex sympathetic dystrophy（RSD）との病名が未だに使われているが，多くの患者では交感神経の興奮性は低下しており適切な病名ではない．
- ☑ Allodynia や causalgia の訴えのみを根拠に CRPS と診断することは不適切である．
- ☑ CRPS は外傷後に発生する type Ⅰ が典型であり全体の 9 割を占める．神経損傷が引き金とされる type Ⅱ の存在に関しては研究者間でも見解は分かれており，コンセンサスを持って広く受け入れられているものではない．
- ☑ 転換性障害などの psychological な背景の関与は明確に否定されており，頑固で高度な疼痛により性格が歪んでいると捉えるべきである．
- ☑ 不可解な症状の背景には脳を含む中枢神経系の機能異常の発生がある．
- ☑ CRPS は免疫系にある種の脆弱性を有する特殊な人に発生する疾患なのかもしれない．

Ⅰ はじめに

整形外科医であれば複合性局所疼痛症候群（CRPS）患者に遭遇した経験は誰しも少なからず持っているであろう．さして重傷とも思われぬ外傷，時には内視鏡手術などの低侵襲手術をきっかけに突然患者は風に吹かれても痛い（allodynia），あるいは焼け火箸を体に差し込まれるよう（causalgia）と形容される強烈な痛みを訴え始める．罹患部に hot edema と呼ばれる熱感と発赤を特徴とする高度の浮腫を呈する者もあれば，明らかに冷たく血流は滞り，皮膚や皮下組織が高度に萎縮して関節も固く拘縮する異栄養性変化が前面に出ている者もいる．情動は不安定で，時に攻撃的であり，如何なる治療を施しても改善しないと訴え続ける．ともかく CRPS 患者は不可解で，扱いにくく，できれば治療に携わりたくない典型的な状況である．そんな厄介な CRPS であるが，妥当性の担保された診断基準が登場して以降，急速に研究が進み，徐々に病態も明らかにされつつあることは意外に知られていない．そこで，本稿では手短に歴史を辿り，CRPS との難解な名称が作られた経緯を紹介し，そのうえで最近の話題を提供することにより，とかく整形外科医から畏避されるこの疾患に対する読者の興味を喚起することを目指す．

Ⅱ CRPS：歴史的変遷と最近の話題

1 最初の報告は神経損傷を切っ掛けとした症例だった（表Ⅰ-1）

今日 CRPS と呼ばれる疾患を最初に報告したのは米国人神経内科医の Silas Weir Mitchell であった[1]．南北戦争は重火器が組織だって使用され大量の犠牲者を生んだ最初の戦いとされるが，Mitchell は戦いのなかで発生する神経損傷の深刻さを訴え，政府の支援を得て 2 人の医師とともに

表 I-1 病態仮説の変遷

Mitchell SW	1864年	causalgiaと命名
Sudeck P	1900年	骨折後同様症状
Livingston WK	1943年	病態仮説
Evans JA	1947年	RSD
国際疼痛学会ワークショップ	1994年	CRPS
国際共同研究	2004年	診断基準発表

これらの患者を専ら治療する Turners Lane 病院を Philadelphia に設立した．彼はこれらの患者を集中的に治療するなかで稀に神経損傷自体は軽症だが早期に異常で高度の疼痛，浮腫や皮膚温，皮膚色の変化，発汗異常，情動の異常をきたす者がいることに気付いた．彼は3冊のテキストのなかでこれらの患者を詳細に紹介し，さらに Robley Dunglison の助言を得て heat と pain という意味のギリシャ語をもとに causalgia との病名を与えた[2〜4]．

Mitchell が生きた時代は神経科学の黎明期である．末梢神経系では軸索が損傷されると末梢側で Schwann 細胞が脱分化して再生の足場を形成し，これに沿って近位断端から伸び出た再生軸索が末梢方向に伸張していくことは今日では自明であるが，当時はこの現象を最初に示した Waller の研究が1851年に発表されたばかりであり，しかもなお多くの研究者が Waller 変性という現象に疑問を投げかけ，末梢神経の再生は末梢断端から起こると主張していた時代である．神経損傷は自然回復するものであり，手術操作は異常な痛みを誘発し精神の異常をもたらすとされ，末梢神経に手術操作を加えること自体が悪とされていた時代である．ほとんど末梢神経に関する情報がないなかで正確にこの稀な疾患を記述し，問題提起した Mitchell の慧眼には驚愕を禁じ得ない．その後 Mitchell が米国神経学の祖と称されたことも素直に頷ける逸話である．

2 神経損傷に起因しない症例の存在

Mitchell の報告はこの時代の医学を先導していたドイツにももたらされ，末梢神経損傷に起因する不可解な疾患として知られるようになった．そんななか Paul Sudeck により神経損傷が無くとも骨折などを引き金として同様の症状が発生することが報告され，この大変不可解で厄介な疾患は広く臨床医の間で知れ渡ることとなった[5]．これらの症例では神経に異常がみられないにも拘らず自律神経機能や情緒異常を生じており，この点をどう説明するかが多くの研究者を悩ませたが，そんななか William Livingston は持続する侵害受容線維の興奮が脊髄介在ニューロンプールの異常な活動と，その結果としての交感神経の異常興奮を引き起こし，不可解な諸症状を生じているとの大胆な病態仮説を提唱した[6]．実際，フランス人外科医 Rene Leriche は多くの戦傷兵に対して交感神経切除による治療を試み良好な回復を得たと報告しており，交感神経と侵害受容線維の異常なクロストークが生じているとのアイデアは魅力的なものであった．振り返ってみると，Livingston の仮説は末梢組織の損傷を引き金とした中枢神経系の可塑性変化の可能性を指摘した最初のものと考えられ，これもまた驚愕すべき慧眼と言える．

1947年には Boston の内科医 James Evans が主に整形外科疾患に伴って発症した57例のケースシリーズを発表し，そのなかで Livingston 説を根拠にこれらのケースに対し reflex sympathetic dystrophy（以下，RSD）との名称を与えた[7]．持続する侵害刺激により生じた交感神経の反射性興奮が多様な組織に異栄養性変化をもたらすとする魅力ある仮説は瞬く間に世に広まり，交感神経系をターゲットとする創薬や治療法の開発が競って行われた．

3 交感神経仮説への失望とその後の展開

その後およそ40年近くに亘り交感神経異常興奮説が医学会を支配し，交感神経ブロックや交感神経切除などの治療が多くの施設で試みられたが期待されたほどの効果は得られなかった．交感神経をターゲットとした治療への失望が広がるなかで Wasner ら[8]，Drummond ら[9]，Baron ら[10]などにより RSD 患者の多くでは交感神経の興奮性は実は病変部では低下していることが示された．しかし，一方で病変部では交感神経の興奮により血中

第1主成分	第2主成分	第3主成分	第4主成分
痛覚過敏 症状 0.75	皮膚温 症状 0.68	浮腫 徴候 0.69	可動域制限 徴候 0.81
知覚過敏 徴候 0.78	皮膚色変化 徴候 0.67	浮腫 症状 0.61	可動域制限 症状 0.77
allodynia 症状 0.44	皮膚色変化 症状 0.52	発汗非対称 徴候 0.62	運動異常 症状 0.77
			運動異常 症状 0.61
			異栄養性変化 症状 0.52
			異栄養性変化 徴候 0.51
感覚障害	血管運動障害	浮腫・発汗異常障害	運動・栄養障害

表Ⅰ-2
主成分分析の結果（文献13より）
主成分分析の結果，チェックリストで採用した症状は大きく4つのグループに分けられた．可動域制限，振戦やジストニアなどの運動異常，骨格，皮膚，筋肉などの萎縮性の変化は関連して発生していることに注意．allodynia，causalgiaはいずれもcut off値とした0.50に届かず，これらを過度に重視することには問題がある．表中にはallodyniaの因子負荷量のみを参考値として示す．

※症状とは自覚した経験があるものであり，徴候とは診察時に観察されるものと定義される．（数値は因子負荷量）

に放出されるアドレナリンに対するα1受容体の発現が過剰に高まっており，その結果としてわずかな血中カテコラミンの上昇でも交感神経興奮時にみられる組織反応が過敏に起こる状態にあることが明らかにされた．長年信じられてきた病態仮説が根本から覆されるなかで国際疼痛学会ではこの稀で不可解な疾患の病態解明や治療法の開発を1から見直すべきとの気運が高まり，希少疾患であるCRPSに対して解析に必要となる十分な症例数を得るために国際共同研究の開始が提案され，1988年にドイツのSchuloss Rettershofホテルに専門家が参集し第1回コンセンサスワークショップが，1994年には米国Orlandoにて第2回ワークショップが開催された．この際に提唱された病名がcomplex regional pain syndromeであり，神経損傷の有無によりtypeⅠ（RSDに相当する）とtypeⅡ（causalgiaに相当する）に大別することが決められた．注意を払うべき事実としては，この際typeⅡの存在は積極的に支持されたものではなく，あくまでもtypeⅠを典型とし，しかしMitchellが最初に報告した神経損傷を引き金とする事例の存在も否定できないので，仮にtypeⅡと分別して研究を進めることが決められたものである[11]．このためtypeⅡと診断するには神経損傷の存在を確定できる客観的証拠が必要となる．この時点ではCRPSの病態は不明であり，また，疾患概念も統一性を欠くため，国際共同研究のための仮の診断基準がDelphi survey（参加者の意見や知見を集約し，統一見解を得る方法）により作成され，これを用いた国際共同研究がスタートした．この努力は2003年に実を結び，妥当性の担保された診断基準（Budapest criteria）が発表された[12]．これによりMitchellの報告以来150年あまり続いたこの疾患を巡る混乱に科学的アプローチで終止符を打つ可能性が生まれた．

4 妥当性の担保された診断基準確立後の研究の進歩

Budapest criteriaの作成過程ではDelphi surveyにより導かれたCRPSに特有の症状（symptoms）や徴候（signs）をもとに研究対象患者の評価に用いるチェックリストが作成され，そのデータを用いて主成分分析をすることでCRPSは**表Ⅰ-2**に示す4つのカテゴリーに分類できる症状と徴候を特徴とすることが示された[13]．解析の過程で従来CRPSに特有とみなされてきた灼熱痛やallodyniaといった症状の因子負荷量はcut off値として採用した0.50に届かず，これらを重視しすぎることには問題があることも明らかとなった．CRPS患者117名とほかの原因による神経障害性疼痛患者43名を対象とした判別分析により症状のカテゴリーで2つ以上，徴候のカテゴリーで4つ以上を満たすことを求めると感度は0.85，特異度は

0.69となり，それぞれ3つ以上，4つ以上とすると感度は0.76，特異度0.94となることが示され，前者を臨床用，後者を研究用の診断基準とすることが決められた[14]．

妥当性の担保された診断基準により共通の土台の上に診断を下すことが可能となりCRPSの疫学や自然経過に関する信頼性の高いデータが得られるようになった．発生率は，オランダでのコホート研究によれば人口10万人あたり1年間に男性11.6人，女性40.4人と報告されたが[15]，一方米国でのそれらは男性2.2人，女性11.6人であり，米国での調査は白人比率の極めて高い地域でのものであったが，欧米人の間でも調査地により約4倍の開きがみられた．この差は，研究方法や対象患者の違いも一因となっているが，社会や文化の違い，あるいは遺伝的要因もCRPSの発生に関与する可能性を示唆していると捉えられた．好発年齢の存在も明らかとなった．患者コホートには小児から高齢者まで含まれたが，世代別発生率では50〜59歳に男女ともピークがあり，その後減少に転ずるベル型カーブを示すことがわかった[15]．タイプ分類では約9割がtype Ⅰが占め，Mitchellが報告したものよりもSudeckやEvansにより報告されたものの方が圧倒的に多いことがわかった．Type Ⅰの発生の引き金としては骨折，打撲，捻挫などの整形外科的傷害が大半を占めるが，一方で患者の約10％では引き金となる外傷の既往がみられず，一部のCRPS type Ⅰは自然発症している可能性が指摘された[14]．Oaklanderはtype Ⅰ患者の皮膚生検を実施し，患側では健側に比して小径線維（C線維やAδ線維）が29％減少していることを明らかにし，type Ⅰでも末梢神経病変が存在することを明らかにした[16]．国際疼痛学会の実施した研究でも疫学，臨床所見，予後に関してtype Ⅰとtype Ⅱの間には差はみられず，当初仮に設定されたこの2つのtype分類は不要との意見も根強い．一方で，Hassantashら[17]やBirch[18]はMitchellやLericheの報告した戦傷で発生するcausalgiaは交感神経切除により高率に治癒することを指摘

し，CRPSの亜型とすべきではないと主張しており，高エネルギー外傷に伴い発生する症例に関しては病態が異なる可能性も残されている．CRPS type Ⅱはcausalgiaに相当するタイプとの認識はコンセンサスを欠くものであることには注意を払う必要がある．

妥当性の担保された診断基準の登場によりCRPSの自然経過に関しても興味深い知見が得られている．Sandroniは74％の患者は理学療法により早期に緩解に至ることを示し，CRPSが従来妄信されていたような不治の病ではないことを明らかにした[15]．Beanはメタアナリシスの結果多くの患者では6〜13か月で症状は顕著に改善していると結論している[19]．一方で，de Mosらの調査によれば発症1年以上症状が持続するような難治例では5年を経過した時点でもすべての患者がCRPSの診断基準を満たしており，緩解傾向はみられていない[20]．どうやらCRPSには短期間に疼痛を含む諸症状が劇的に改善する予後良好な群と難治症例が混在しており，前者がmajorityである可能性が高い．しかし，de Mosらの症状が遷延する症例でも最終調査時には多くの患者は自己判断で薬物治療を既に中断しており，また，就業も可能となっていたことから彼らはADLに深刻な制限を生じているbad outcome例は難治例のなかでも14％に留まるとしている[20]．今日でもCRPSを一旦発症すると生涯に亘り深刻な機能障害をもたらし，就業することすら叶わない深刻な疾患だと主張する人があとを絶たないが，これらの研究が示す自然経過はこのような主張とはかけ離れたものであり，彼らが殊更に強調する重傷例は発症例全体の5％程度に留まることになる．このため労災行政などの観点からはCRPSの重症度を正確に評価する技術の確立が急務と言える．

5 新たな病態仮説の登場：遺伝子の関与を示唆する研究の登場

妥当性の担保された診断基準により組まれた患者コホートの追跡により病態の理解に重要な新たな研究成果も得られ始めている．患者コホートの

解析からCRPS患者には家族性に発生する一群があることが示され，散発例に比してより重症度が高く，発症年齢が低く，ジストニアなどの運動異常を合併しやすいことが確認された[21]．1999年にKemlerらはCRPS患者を対象にHLA；human leucocyte antigenの遺伝子型解析を行いHLA-DQ 1型の頻度が高いことを報告し[22]，2000年にはVan Hiltenらがジストニア合併例ではHLA-DR 13型が多いことを報告した[23]．これに対しRooijenらはこれら先行研究ではサンプルサイズや統計力が不足しており，交絡因子の調整も不十分であったと批判し，より厳密な基準によりジストニアを合併する150患者と合併しない131患者の2つの比較的均一なグループを対象としたHLAの遺伝子型解析を行っている．その結果HLA-DQ 8型の頻度は両グループともに高いが，HLA-B 62型はジストニアを合併する例でのみ高いことを見出した．これらの結果はCRPSには原因，重症度，予後の異なる多様なタイプが存在することを示唆している[24]．また，HLAが免疫応答の鍵を握る遺伝子であることからCRPSの発症の背景には免疫系の脆弱性が関与する可能性が示された点も重要である．

6 CRPSの諸症状の発生メカニズムに関する研究の進歩

疫学データが集積され，CRPSの自然経過が明らかとなるなかでCRPSに特有の諸症状がどのように生じているかを説明する努力も重ねられてきている．侵害受容線維は中枢および末梢断端から神経ペプチドと呼ばれる生理活性物質を分泌して肥満細胞やマクロファージなどの炎症細胞を活性化し神経因性炎症を引き起こすことは古来よく知られた事実だが，この神経系と炎症細胞とのクロストークがCRPSでみられる諸症状の発現に重要な役割を担っているとの指摘が多くなされた．実際，CRPSのモデル動物を用いた基礎実験の結果はこの仮説を十分に支持するものであったが，患者コホートが確立されたことで罹患部や脳脊髄液から採取した患者体液を解析することが可能となり，実際にCRPS患者ではsubstance P（SP）やcalcitonin gene related protein（CGRP）などの神経ペプチドが高発現しており，これにより神経因性炎症が引き起こされている可能性が示された[25]．しかし，骨折や打撲などの外傷を引き金にどうして一部の患者でのみ神経因性炎症の暴走が起こるのかは皆目わからなかった．外傷を負えば侵害受容線維の興奮とそれに伴う神経ペプチドの過剰分泌は当然の帰結として生じており，従って末梢組織内では神経因性炎症も一過性には生じているはずである．しかし，大半の人ではその反応は収束へと向かい，無用な拡大をきたすことはない．ごく一部の人にのみ生ずる神経因性炎症の暴走を合理的に説明するには，その背景にある患者の身体的特性をも解明する必要があることは自明である．

7 発症リスクとしての免疫系の脆弱性に関する研究の進展

先述したようにHLA遺伝子型の偏りはCRPS患者が免疫系に脆弱性を有する可能性を示唆しているが，コホート研究の結果多くの患者で発症に先行してchlamydia, parvovirus, campylobacterなどの細菌・ウイルス感染を認めており，また，喘息などほかの自己免疫異常を合併する患者も多く含まれることがわかった[26]．これらの結果を踏まえてCRPS患者では交感神経線維あるいは侵害受容線維に対する自己抗体が存在する可能性が疑われるようになった．そんななか2011年にKohrらによりCRPS患者の，実に90%がβ2-adrenergic receptor（β2AR），あるいはmuscarinic acetylcholine receptor（mAChR）に対する自己抗体を有しており，このうちの55%では両方の自己抗体を有しているとの報告があった[27]．これに対し，正常者と糖尿病性神経障害患者にはこの抗体はほとんどみられなかった．さらに，患者血清をマウスに腹腔内投与することでCRPSの一部の症状が実験動物で再現できるとの報告も後押しをし，CRPSは神経系に対する新種の自己免疫疾患であるとの大胆な仮説が立てられ，CRPS研究者の間で大きな話題になっている[28]．自己免疫疾患説を提唱する

Goebelらは，CRPSが外傷を引き金に発症する機序として先行する細菌・ウイルス感染により交感神経系に対する自己抗体を生じた患者が四肢に外傷を生じた際に，その部のblood nerve barrierが局所的に破綻し，血流中の自己抗体が軸索表面にアクセス可能となって局所性に異常を生ずるという"two-hit process"仮説を提唱し，CRPSをinjury triggered regionally restricted autoantibody mediated autoimmune disorder with minimally destructive course（以下，IRAM）と分類するべきだと主張している．自己免疫機序はCRPSの希少性を説明するうえで大変魅力的な病態仮説である．しかし，これらの報告はヨーロッパの一部地域からのものが大半を占めており，広く裏付けが取られたものではない．今後多くの追試を受けることによりその真価を問われることになるが，治療の観点からも非常に重要な視点であり，研究のさらなる進展を期待している．

8 CRPSの病態への中枢神経系の関与を解明する研究の進展

先述したように既に第2次世界大戦以前からLivingstonらによりCRPSの病態には中枢神経系の機能異常が関与すると提唱されていたが，実態は長らく不明であった．しかし，近年の急速な脳機能解析技術の進歩を受け，この分野におけるCRPS研究が急速に進展してきている．

RommelらはCRPS患者の感覚障害を定量的に評価し，患者が罹患局所を超えて罹患肢全体，時には半身に感覚障害を生じていることを明らかにした[29]．また，Schwartzmanを始め多くの研究者によりCRPS患者では振戦，bradykinesia（運動緩徐），強直，ジストニアなどの運動異常がきわめて高率に認められることが確認された[30]．運動異常は本邦で国際疼痛学会と同様な手法により大阪大学の眞下らにより開発されたCRPS判定指標からは漏れてしまったが，国際疼痛学会のコンセンサスワークショップにより実施された主成分分析では第4主成分に含まれ，因子負荷量も症状が0.61，徴候が0.77と高く，診断上きわめて重要な因子と考えられる．余談であるが，本邦の判定基準から漏れているものの世界的には運動異常の発生はCRPSの重要な一面として認識されていることを我々は強く意識すべきであり，診断・治療に際しても十分に配慮をする必要がある．住谷はCRPS患者では空間認識の患側へのゆがみを生じていること，神経ブロックにより末梢からの侵害受容が一時的に緩和されると歪みが一過性に修正されることを報告した[31]．さらにCRPS患者では罹患肢を自らの身体の一部と感じられないneglect like syndromeとして知られる現象も稀ならずみられる[32]．これらの現象は脳幹から大脳皮質に至る広範な脳の領域に機能異常を生じていることを示唆している．CooperはIRAMにより生じた末梢神経系の興奮が高度に持続することで多様な脳の領域に機能異常を引き起こしているとの仮説を提唱しているが，近年の急速な脳機能解析技術の進歩によりそれを裏付ける研究成果が急速に増加している[33]．Gehaらはvoxel based morphometryによる定量評価と拡散テンソル画像を用いてCRPS患者の脳で生じている灰白質-白質相互作用を解析した．その結果，島，腹内側前頭皮質，側坐核で灰白質の萎縮を認め，萎縮の程度は疼痛の期間と相関することを示した．拡散テンソル画像でFA値の低下は脳梁，帯状回，上縦束，皮質橋核路，視床放線で認められており，これらの領域の結合性（connectivity）の低下を示している．島は内臓感覚のセンターとされ，また，情動が投射される領域とも考えられており，腹内側前頭前野は情動の決定に深く関わる領域とされており，さらに帯状束は運動プログラムの生成や心血管系制御に関与すると考えられている領域である．彼らはこれらの領域で生じている灰白質-白質相互作用の低下はCRPS患者でみられる諸症状を説明できるとしている[34]．思春期に発症するCRPSは認知行動療法や理学療法によく反応し予後が良好なことが知られているが，最近Boston Children's HospitalのErpeldingらは入院加療した思春期CRPS患者のconnectivity解析を行い，脳幹部と前

頭葉の間の結合のハブとなっている手綱に異常を確認し[35]，また治療後にこれが正常化することを報告している[36]．この結果はCRPS患者の脳で生じているのは可逆性の変化であることを示唆しており，診断のみならず治療の面からも極めて重要な情報と思われる．

III　おわりに

妥当性の担保された診断基準の登場により過去10年あまりの間にCRPSに関する情報は急速に増えてきている．しかし，現在の診断基準では患者を識別することはできても重症度の判定をすることができず，治療法開発には依然として高いハードルが存在する．脳機能解析は症状や重症度を客観化でき，この問題に対する解決法を与える可能性がある．CRPSは典型的なorphan diseaseであり，その研究には大規模な多施設共同研究が不可欠であるが，平成27年度から厚生労働科学研究費補助金を受けて名古屋大学が中心となり，北海道大学，東京大学，信州大学，大阪大学などが参加して脳機能解析を利用したCRPSの診断・治療法の開発が始まった．急速な展開を見せるCRPS研究における本邦のこれまでの貢献は残念ながら小さいが，革新的治療法開発でリードすることを目指している．

（平田　仁）

文　献

1) Wilson PR, Bogduk N：Retrospective, science and epidemiology of CRPS. Wilson PR, Stanton-Hicks M, Harden RN eds. 19-41, In Current Diagnosis and Therapy, IASP Press. 2005.
2) Mitchell SW et al：Gunshot wounds and other injuries of nerves, Piladelphia：JB Lippincott, 1864.
3) Mitchell SW：Injuries of nerves and their consequences, Philadelphia：JB Lippincott, 1872.
4) Mitchell SW：On the diseases of nerves, resulting from injuries, in contributions relating to the causation and prevention of disease, and to camp diseases. Austin Flint, ed. New York：United States Sanitary Commission Memoirs, 1867.
5) Sudeck P：Über die akute entzündliche Knochenatrophie. Arch Klin Chir. 62：147-156, 1900.
6) Livingston WK：Pain mechanisms：physiologic interpretation of causalgia and its related states. 1st ed, New York：Macmillan, 1943.
7) Evans JA：Reflex sympathetic dystrophy；report on 57 cases. Ann Intern Med. 26：417-426, 1947.
8) Wasner G, et al：Vascular abnormalities in acute reflex sympathetic dystrophy（CRPS I）：complete inhibition of sympathetic nerve activity with recovery. Arch Neuro. 56：613-620, 1999.
9) Drummond PD, et al：Reflex sympathetic Dystrophy：the significance of differing plasma catecholamine concentrations in affected and unaffected limbs. Brain. 114：2025-2036, 1991.
10) Baron R, et al：Relation between sympathetic vasoconstrictor activity and pain and hyperalgesia in complex regional pain syndrome：a case-control study. The Lancet. 359：1655-1660, 2002.
11) Harden RN, Bruehl SP：Diagnostic Criteria：The statistical derivation of the four criterion factors. 45-58, Wilson PR, Stanton-Hicks M, Harden RN eds. In Current Diagnosis and Therapy, Seattle：IASP Press, 2005.
12) Harden RN, et al：Proposed new diagnostic criterial for complex regional pain syndrome. Pain Medicine. 8：327-331, 2007.
13) Harden RN, Bruehl S, Galer BS, Saltz S, Bertram M, Backonja M, Gayles R, Rudin N, Bhugra MK, Stanton-Hicks M：Complex regional pain syndrome：are the IASP diagnostic criteria valid and sufficiently comprehensive? Pain. 83：211-219, 1999.
14) de Mos M, et al：The incidence of complex regional pain syndrome：a population-based study. Pain. 129：12-20, 2007.
15) Sandroni P, et al：complex regional pain syndrome type I：incidence and prevalence in Olmsted county, a population-based study. Pain. 103：199-207, 2003.
16) Oaklander AL, et al：Evidence of focal small-fiber axonal degeneration in complex regional pain syndrome-I（reflex sympathetic dystrophy）. Pain. 120：235-243, 2006.
17) Hassantash SA, et al：Causalgia：a meta-analysis of literature. Arch Surg. 138：1226-1231, 2003.
18) Birch R：Causalgia：a restatement. Neurosurgery. 65：A222-A228, 2009.
19) Bean DJ, et al：The outcome of complex regional pain syndrome type 1：a systematic review. J Pain. 15：677-690, 2014.
20) de Mos M, et al：Outcome of the complex regional pain syndrome. Clin J Pain. 25：590-597, 2009.
21) Van Hilten JJ, et al：Factor IV：movement disorders and dystrophy. Wilson PR, Stanton-Hicks M, Harden RN eds. 119-138, In Current Diagnosis and Therapy, IASP Press, 2005.
22) Kemler MA, et al：HLA-DQ1 associated with reflex sympathetic dystrophy. Neurol. 53：1350-1351, 1999.
23) Van Hilten JJ, et al：Multifocal or generalized tonic dystonia of complex regional pain syndrome：a distinct clinical entity associated with HLA-DR13. Ann Neurol. 48：113-116, 2000.
24) Van Rooijen DE, et al：Genetic associations in complex

regional pain syndrome with and without dystonia. J Pain. 13：784-789, 2012.
25) Ota H, et al：Pathological mechanism of musculoskeletal manifestatons associated with CRPS type II：an animal study. Pain. 155：1976-1985, 2014.
26) Goebel A, Blaes F：Complex regional pain syndrome, prototype of a novel kind of autoimmune disease. Autoimmunity Reviews. 12：682-686, 2013.
27) Kohr D, et al：Autoimmunity against the beta(2)adrenergic receptor and muscarine-2 receptor in complex regional pain syndrome. Pain. 152：2690-2700, 2011.
28) Goebel A, et al：The passive transfer of immunoglobulin G serum antibodies from patients with longstanding complex regional pain syndrome. Eur J Pain. 15：504.el-6, 2011.
29) Rommel O, et al：Hemisensory impairment in patients with complex regional pain syndrome. Pain. 80：95-101, 1999.
30) Schwartzman RJ, Kerrigan J：The movement disorder of reflex sympathetic dystrophy. Neurology. 40：57-61, 1990.
31) Sumitani M, et al：Pathologic pain distorts visuospatial perception. Neurology. 68：152-154, 2007.
32) Frettlöh J, et al：Severity and specificity of neglect-like symptoms in patients with complex regional pain syndrome (CRPS) compared to chronic limb pain of other origins. Pain. 124：184-189, 2006.
33) Cooper MS, Clark VP：Neuroinflammation, neuroautoimmunity, and the co-morbidities of complex regional pain syndrome. J Neuroimmune Pharmacol. 8：452-469, 2013.
34) Geha PY, et al：The brain in chronic CRPS pain：Abnormal gray-white matter interactions in emotional and autonomic regions. Neuron. 60：570-581, 2006.
35) Erpelding N, et al：Habenula functional resting-state connectivity in pediatric CRPS. J Neurophysiol. 111：239-247, 2014.
36) Erpelding N, et al：Rapid treatment induced brain changes in pediatric CRPS. Brain Struct Funct. 2014 Dec Epub ahead of print.

II. 診 断

II. 診断

診断基準

CRPS 診断の実際
―判定指標と診療方針の概論―

🔍 診断・治療・見極めについてのポイント

- ☑ CRPS の診断にあたっては本邦版 CRPS 判定指標に則って判定する.
- ☑ CRPS を特異的に診断できる方法はない.
- ☑ 慢性疼痛患者の診察においては, 患肢機能が, 痛みによる運動の回避から生じている機能障害かどうかを評価する視点を持つ.

I はじめに

　Complex regional pain syndrome(CRPS：複合性局所疼痛症候群)は, 痛みを伴う四肢の外傷(骨折, 捻挫だけでなく注射針の穿刺など些細な外傷でも発症し得る)や不動化を契機として, 痛みやアロディニア(触覚刺激により誘発される痛み), 痛覚過敏が遷延する症候群である. 1864 年に Mitchell が銃創による神経損傷後に遷延する疼痛に対して causalgia という名称を用いたことに始まり, さらに 1946 年には Evans が外傷後遷延性疼痛患者のなかに痛み以外に自律神経症状とされる浮腫や発汗異常, 皮膚色調変化(発赤), 萎縮性変化などを伴い, 交感神経節ブロックによって疼痛が緩和する患者がいることから, 病態に交感神経機能が深く関与していると考え, RSD(reflex sympathetic dystrophy：反射性交感神経性萎縮症)という名称を用いた. ただし, CRPS(RSD と causalgia)を特徴づけるこれら多彩な症状には相反する症状(例：皮膚温の上昇あるいは下降, 発汗の過剰あるいは過小, 皮膚色調の発赤と蒼白など)が含まれ, さらにその時々によって患者の呈する症状が変化することも多く, どの症状をもってして同じ範疇

の疾患(病態)として扱うかが不明瞭である. RSD と causalgia という呼称は疼痛関連領域では最も一般的に用いられていたが, その他, 整形外科領域では Sudeck 萎縮, リハビリテーション領域では肩手症候群と呼称されることも多く, 各臨床背景によってもその呼称は異なっていた.

　CRPS は, このような経緯からかつては反射性交感神経性萎縮症(reflex sympathetic dystrophy；RSD)と呼称されてきたものの, 患肢の症状と交感神経活動(主に緊張)には必ずしも関連が認められないこと(例：患肢の血漿中カテコラミン濃度が健肢とほぼ同等であることや交感神経節ブロックの有効例はむしろ少ないことなど)から, 国際疼痛学会によって RSD という呼称は必ずしも正しくないと結論づけられ, 代わりに CRPS という呼称に統一された. さらに, CRPS には神経傷害を伴わない type I(従来, RSD と呼ばれた病態に相当する)と, 神経傷害を伴う type II(従来 causalgia と呼ばれた病態に相当する)に大別され, CRPS type I は神経障害性疼痛の概念に含めないことも国際疼痛学会によって定義されている[1](ただし, 臨床上は神経障害性疼痛に対する治療を CRPS type I に準じて実施することは妥当であ

ると一般的に考えられている）．

CRPS type Ⅰの判定およびその重症度評価の現状，さらにCRPSを含む外傷後遷延性疼痛の診療や社会的サポートの問題点について概説する．

Ⅱ CRPSの診断

1994年に国際疼痛学会が提唱したCRPSの定義では，罹病期間のいずれの時期でも痛み以外に浮腫，皮膚温異常，発汗異常のいずれかが認められればCRPSと判定し，萎縮性変化（皮膚，毛，骨）や関節可動域制限，患肢運動機能低下，交感神経依存性疼痛（交感神経ブロックによって緩和する疼痛のこと）をCRPSの関連項目として挙げているものの，診断（判定）には考慮しないこととしている．その結果，1994年国際疼痛学会基準はCRPS判定の感度は非常に高い一方で特異度が極めて低いことが指摘され，CRPSの病態解明のためには特異度の向上が必要であるとの問題意識が共有されていた．そこで，CRPSに関連したすべての症状・徴候を因子分析によって抽出し，さらにそれらをCRPS以外の慢性疼痛と効率よく判別するための法則を判別分析によって解明する方法が米国で行われ，本邦でも厚生労働省CRPS研究班によって同様の研究が実施された[2]．その結果，2010年に表Ⅱ-1に示す本邦版CRPS判定指標が示された．ただし，本邦版CRPS判定指標の使用にあたっては，併記した但し書きについて理解していることが前提となる．まず但し書き1にあるように，この本邦におけるCRPS判定指標を用いれば感度82.6%・特異度78.8%（臨床用）で非CRPS専門医であってもCRPS専門医と同様にCRPSであると判定することができることを意味している．また，CRPS患者を対象とした臨床研究を行う際には研究用判定指標（感度59.0%・特異度91.8%）を使用することを強く推奨している．さらに但し書き2にあるように，この本邦版CRPS判定指標は治療方針の決定や予後予測，専門医への紹介基準など臨床的な使用のために作成

したものである．よって，補償や訴訟などの判定のために本来は用いるべきではないし，この本邦版CRPS判定指標を用いて重症度や後遺障害を評価してはならない．CRPSを判定する際には，医療者個々がこの判定指標が作成された前提を十分に理解して活用することが重要である．

CRPSの判定指標は科学的手法を用いて開発されてきているが，米国版CRPS判定指標をオランダで一般にCRPSと判定されている患者に適用すると感度と特異度が非常に低くなることも指摘されている通り，CRPSは単一の生物学的異常によって発症する疾患ではなく，医療背景のような心理社会的な要因にも複雑に影響を受けることを示している．

Ⅲ CRPSを診断する検査はあるか？

表Ⅱ-2はこれまでに報告されているCRPSの診断に関する主な検査法である[3]．これらの検査法は，異常を検出する感度が高くてもその異常はCRPSに特異的な変化ではなく外傷に伴う変化，炎症機転あるいは不動化に随伴する変化（異常）を検出していることがほとんどである．従って，現在のところ，CRPSを特異的に診断する検査法はないと結論づけられる．逆の言い方をすれば，CRPS患者が呈する器質的な異常（例：筋萎縮，関節可動域制限，骨萎縮，皮膚萎縮，皮膚温変化）は痛みのために患肢の運動を患者が随意に制限していることによる不動化が原因となっていることも少なくないと考えられるようになってきた．

このように特異的か否かは問わず，CRPSは痛みだけでなく多彩な症状・徴候を伴うことから，古典的に多くの臨床医の注目を受け，個人の考えや観察に基づいた判定指標や分類，検査法が提案されてきたが，そのいずれも妥当性が検証されておらず，このような個人による提案を臨床的に使用する科学的な根拠はない．従って，CRPSの判定にあたっては本邦版CRPS判定指標が用いられるべきであり，本邦版CRPS判定指標の基準を満

表 Ⅱ-1
CRPS 研究班によって提唱された日本版 CRPS 判定指標
（文献 2 から改変して引用）

臨床用 CRPS 判定指標	
A	病期のいずれかの時期に，以下の自覚症状のうち 2 項目以上該当すること．ただし，それぞれの項目内のいずれかの症状を満たせばよい． 1．皮膚・爪・毛のうちいずれかに萎縮性変化 2．関節可動域制限 3．持続性ないしは不釣合いな痛み，しびれたような針で刺すような痛み（患者が自発的に述べる），知覚過敏 4．発汗の亢進ないしは低下 5．浮腫
B	診察時において，以下の他覚所見の項目を 2 項目以上該当すること． 1．皮膚・爪・毛のうちいずれかに萎縮性変化 2．関節可動域制限 3．アロディニア（触刺激ないしは熱刺激による）ないしは痛覚過敏（ピンプリック） 4．発汗の亢進ないしは低下 5．浮腫

研究用 CRPS 判定指標	
A	病期のいずれかの時期に，以下の自覚症状のうち 3 項目以上該当すること．ただし，それぞれの項目内のいずれかの症状を満たせばよい． 1．皮膚・爪・毛のうちいずれかに萎縮性変化 2．関節可動域制限 3．持続性ないしは不釣合いな痛み，しびれたような針で刺すような痛み（患者が自発的に述べる），知覚過敏 4．発汗の亢進ないしは低下 5．浮腫
B	診察時において，以下の他覚所見の項目を 3 項目以上該当すること． 1．皮膚・爪・毛のうちいずれかに萎縮性変化 2．関節可動域制限 3．アロディニア（触刺激ないしは熱刺激による）ないしは痛覚過敏（ピンプリック） 4．発汗の亢進ないしは低下 5．浮腫

※但し書き 1
1994 年の IASP（国際疼痛学会）の CRPS 診断基準を満たし，複数の専門医が CRPS と分類することを妥当と判断した患者群と四肢の痛みを有する CRPS 以外の患者とを弁別する指標である．臨床用判定指標を用いることにより感度 82.6%，特異度 78.8% で判定でき，研究用判定指標により感度 59.0%，特異度 91.8% で判定できる．

※但し書き 2
臨床用判定指標は，治療方針の決定，専門施設への紹介判断などに使用されることを目的として作成した．治療法の有効性の評価など，均一な患者群を対象とすることが望まれる場合には，研究用判定指標を採用されたい．
外傷歴がある患者の遷延する症状が CRPS によるものであるかを判断する状況（補償や訴訟など）で使用するべきでない．
また，重症度・後遺障害の有無の判定指標ではない．

表 Ⅱ-2　**CRPS の診断に用いられる検査の感度と特異度**
（文献 3 から改変して引用）

	感度	特異度
骨単純 X 線写真	慢性期のみ高い（73%）	57%
骨シンチ	急性期のみ高い（97%）	86%
網羅的感覚機能評価（QST）*	高い	低い
皮膚温度左右差（全身交感神経刺激時）	76%	93%**
MRI（皮膚，関節など）	91%	17%

＊QST（quantitative sensory testing）：体性感覚に関して触覚，振動覚，温冷覚などそれぞれについて検知閾値，弁別閾値などについて網羅的に評価する方法．
＊＊ここでは引用原著に従い，高い特異度を記載しているが，これは全身を加温・冷却するという実験環境の下での皮膚左右差の変化を捉えた研究結果を示している．通常の臨床環境で行われているような皮膚温度評価では特異度は高くないとされる．

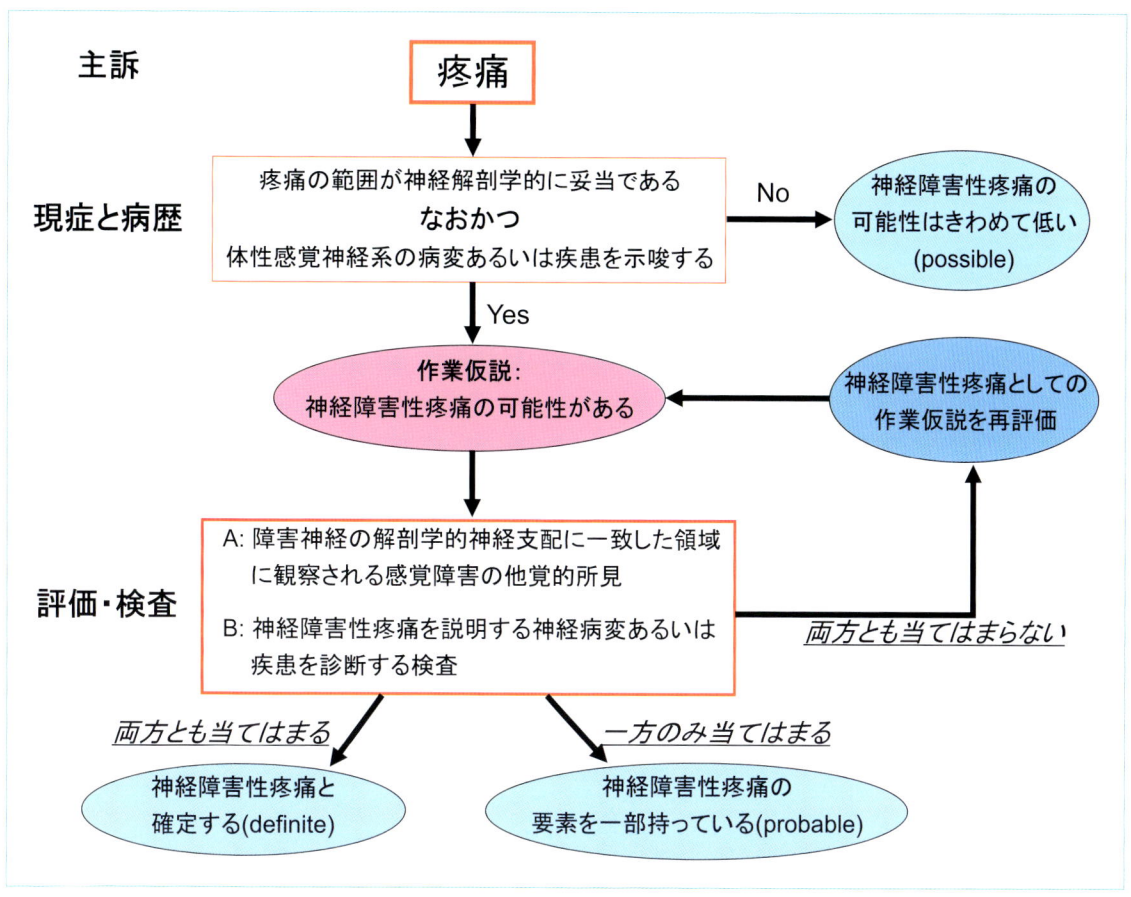

図 Ⅱ-1　神経障害性疼痛の診断アルゴリズム（文献1から改変して引用）

たす患者だけを CRPS と呼称するようにしなければならない.

Ⅳ　CRPS type Ⅰ は神経障害性疼痛か？

　米国の研究では，神経損傷の有無（type Ⅰ 症例と type Ⅱ 症例）によって症状／徴候に差がなかったとされ，米国版判定指標では神経損傷の有無の区別は設けられていない．本邦では CRPS type Ⅱ 症例が統計分析に堪える症例数が集まらず CRPS type Ⅰ と type Ⅱ を独立して統計分析を行わなかった．よって，本邦でのデータからは type Ⅰ と type Ⅱ の分類についての判定は行うことはできないし，その分類の必要性について論じることはできない．ただし，CRPS type Ⅰ ＋ type Ⅱ を併せた患者群の症状の特徴（因子分析）と CRPS type Ⅰ のみの患者群の症状の特徴は非常によく似ており，

CRPS type Ⅱ の患者群の症状の特徴もほぼ同様であったと推察できる．このような経緯から本邦版 CRPS 判定指標は type Ⅰ（＝神経損傷なし）と type Ⅱ（＝神経損傷あり）のいずれの病態であったとしても CRPS であるか否かを判定する指標となっている．

　CRPS を神経障害性疼痛の範疇に含めるか？については，国際疼痛学会（IASP）神経障害性疼痛分科会が提案した神経障害性疼痛の定義と診断ガイドラインに基づいて理解する（図Ⅱ-1）．神経障害性疼痛は体性感覚神経系の障害や病変に起因する疼痛であり，神経障害性疼痛の範囲は神経解剖学的に妥当な範囲であることが求められる．CRPS の疼痛範囲は神経解剖学的範囲を超えて広がる痛みであるため，CRPS type Ⅰ は神経障害性疼痛には含まれない[1]．一方，type Ⅱ は当然のことながら，この新基準を適用しても神経解剖学的に妥当な範囲には神経損傷による他覚的所見（主

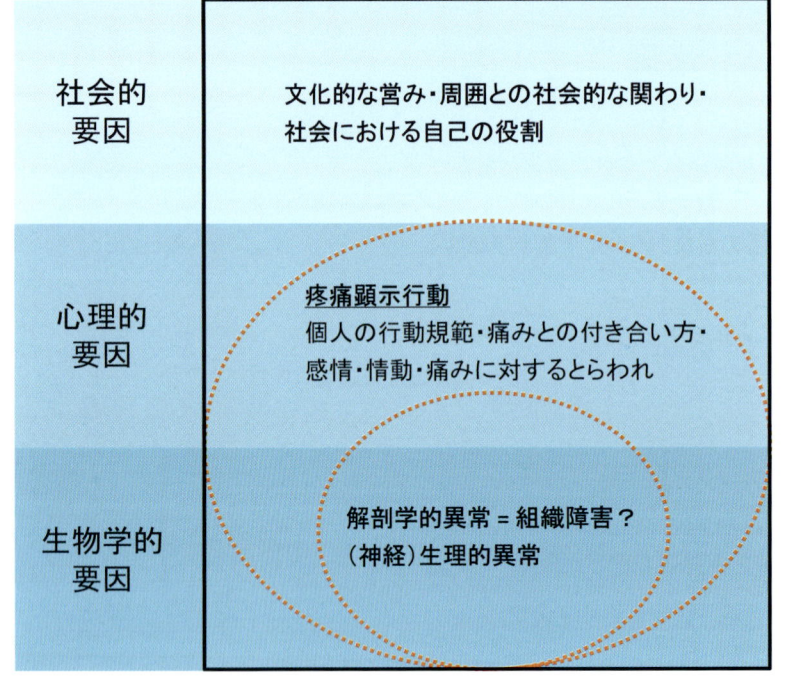

図 Ⅱ-2
痛みの生物心理社会的モデル
（文献5から改変して引用）

に知覚低下）を伴うので神経障害性疼痛に含まれる．これらのことから，CRPS の判定に限って言えば神経損傷の有無を問う必要はなく，微細な神経損傷の有無を評価する困難さや，どの程度の神経障害をもって神経損傷ありとするのかを決定するのが困難であることなどを考えると，実際の日常臨床に極めて即したものであると言える．

Ⅴ CRPS の重症度評価

CRPS 判定を巡る基準についてだけでなく，CRPS 患肢の重症度判定についても国際的に議論が続いている．米国版 CRPS 判定指標を作成した研究グループは CRPS の重症度評価スコア（CRPS index）を作成している[4]が，この重症度評価スコアでは四肢機能障害の評価方法が十分に用いられておらず，CRPS index が四肢機能の重症度を適切に示しているとは考えにくい．実際，脊髄損傷による下肢運動障害のように四肢機能が低下すると QOL（quality of life：生活の質）の指標の1つとして示される"全般的な健康状態（general health）"は顕著に悪化するが，CRPS index は"全般的な健康状態"とは相関しておらず，CRPS index が患者の生活全般について適切に評価できているとは言い難い．CRPS index のような CRPS に特徴的な症状の種類数で重症度を評価するとすれば，四肢機能が十分に保たれていても皮膚色が変化，骨萎縮を呈してさえいれば四肢機能自体に問題がなくても CRPS が重症であるとの曲解も生まれるので適切ではないと考えられる．従って，一般臨床における CRPS の重症度評価では CRPS に特徴的な症状の種類数に関わらず，既に医学（解剖および生理）的な妥当性が検証された四肢機能の重症度評価を用い，四肢機能以外の症状については個々の患者の生活状況に対してそれら症状がどのような影響を与えているかを個別に評価することが必要である．

Ⅵ CRPS を正しく理解するための生物心理社会的モデル

"疾患は何らかの組織傷害（だけ）に起因して発症する"とする生物医学還元モデル（論）が古来より医学分野では支配的であったが，CRPS を含む慢性疼痛はこの考え方だけでは明らかに不十分であり，生物心理社会的モデル（図Ⅱ-2）が必要であ

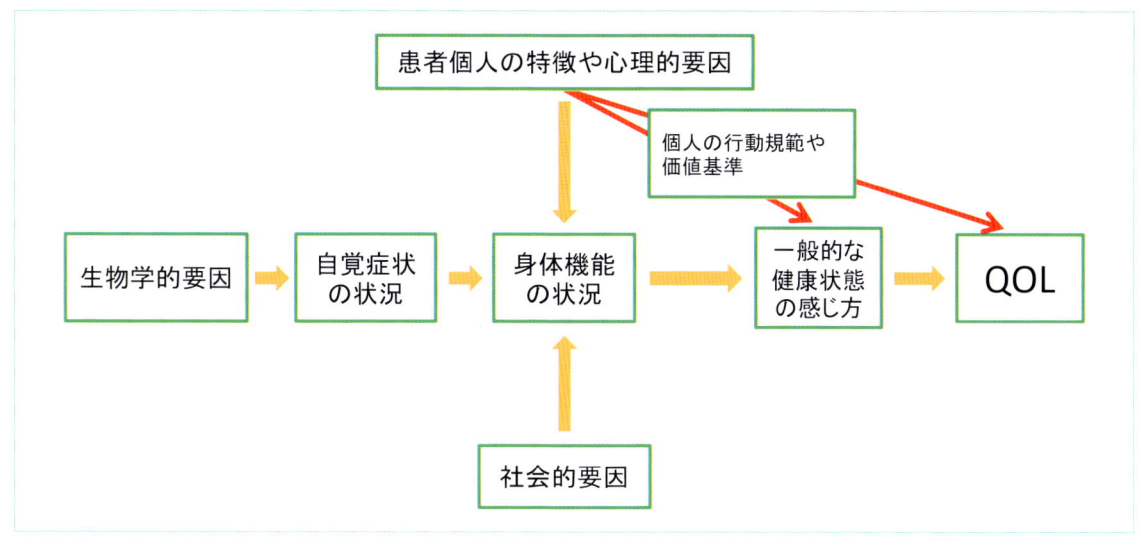

図Ⅱ-3　生物心理社会的モデルに基づくQOL評価（文献6から改変して引用）

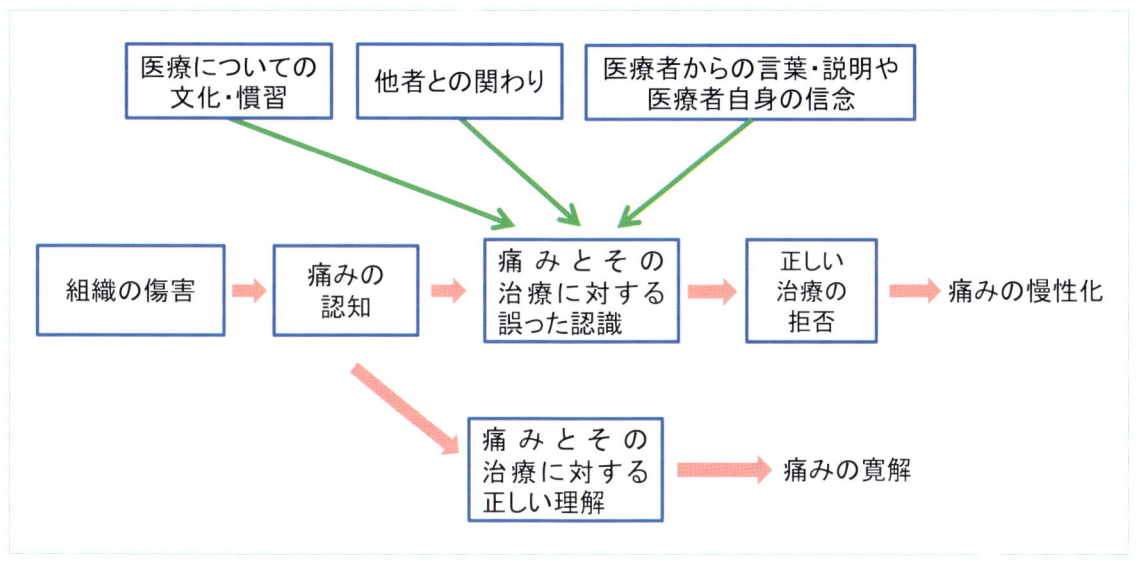

図Ⅱ-4　生物心理社会的モデルに基づく疼痛遷延化因子（文献6から改変して引用）

る[5]．現状の本邦の一般的な慢性疼痛診療では痛みの発生起源（＝解剖学的傷害）を検索することに評価が集中しているが，明らかな組織の傷害の有無に関係なく患者の痛みの訴えには常に生物心理社会的要因が含まれていることが理解されなければならない．CRPSの診療には生物心理社会的モデルを導入しなければいけないことの一例としては，先述したようにCRPSの判定指標から求められる感度と特異度が各国で均一にならないことが挙げられる．CRPSの発症および判定には生物的要因としての人種だけでなく，生活様式と受傷機転による痛みに対する感情が心理的にも影響し，さらに社会的要因として医療保険システムや補償の有無などが影響を及ぼしていると考えられる．従って，慢性疼痛患者のQOL低下には生物的要因，心理的要因，社会的要因のそれぞれがどのような影響を与えているのかを考えなければいけない（図Ⅱ-3）[6,7]．特に，外傷に伴って発症することが多いCRPSや慢性疼痛患者では，心理社会的要因が痛みの発症や遷延化に対して大きな影響を与えることが古典的に知られている．筋骨格系の疼痛が外傷によって生じたと考えている患者の場合

には，中等度〜高度のADL制限をしてしまうこと，職業内容に制限を加えてしまうこと，5日間以上の休職をとってしまうことや社会的サポートを得ようとする姿勢が疼痛を遷延化させることが示されている．このことを裏返すと，社会的サポートを最小限にし，医療者から与えられる医療（薬物療法や手術，神経ブロックなど）だけでなく患者自身が痛みと付き合う自己管理方法（self-management）を身につけるように教育し誘導することが患者のADLとQOLを改善するためには必要である（図Ⅱ-4）[7)8)]．このような自己管理方法は，痛みに対する認知行動療法として医療者から教育されるが，その受け入れは個々の患者によって大きく異なるのが現状であり，直接的な患者利益としての慢性疼痛診療の成否に大きく関連していると考えられる．つまり，痛みを組織傷害に直接的に関連づける生物医学還元モデルで理解するのでは不十分であり，痛みの発症と遷延化には生物心理社会的モデルが必要であることを患者自身に理解させ，さらに痛みに対する自己管理方法を患者自身が能動的に身につけることが重要であると結論づけられる．しかし，このような大前提があるにも関わらず，臨床的に患者に生物心理社会的モデルを理解させ，自己管理方法を身につけさせることは現実的には困難である．この理由としては，痛みを持つ自分に対する周囲の人々からの態度の変化（例：痛みを訴えたら愛護的に接して貰えたなど）や社会的サポート（例：金銭的な補償など）が無意識的な疾病利得として働いていることが考えられる．その結果，本来であれば患者を守るためのこれら要因が，痛みの遷延化因子として働き，患者にとって不利益となっている可能性がある．従って，CRPSに対する現況の社会的因子の役割を臨床の立場から考えると，CRPS index[4)]のように症状の種類数の多さや身体障害の訴えに応じて重症度が認定され，それに応じた社会的サポートが得られるとすると，時々により変化し患者の主観的な訴えに依存するCRPS症状に対する医療者の評価は主観的にならざるを得ず，患者にとって都合の良い評価をする医師を求めて患者が複数の医療機関を受診することの契機となり得る．また，このようなドクターショッピングと呼ばれる受診行動が患者の訴えを増大させていく悪循環を形成している．

このような悪循環を防止するために医療者としては，CRPSあるいは外傷後遷延性疼痛患者の評価にあたっては機能障害の評価を中心に行い，さらに現時点の一般診療で行える範囲の検査方法を用いて機能障害を引き起こすのに十分な生物的要因（組織や神経の傷害）があるのかないのかの評価を行うことが重要である．図Ⅱ-4のように患者が痛みを正しく理解し自己管理方法の習得を促すためには，生物的要因を伴わない機能障害は患者本人の性格傾向と自己管理意欲の低下と考え，社会的サポートに上限を設定することが長期的視点では患者利益に繋がる可能性が示唆される．ここで言う性格傾向とは，疾病利得を意図した思考や痛みに伴う反応性の抑うつ，不安状態のことではなく，患者が痛みとどのように向き合うかを規定する"痛みの破局的思考（pain catastrophizing）"のことを指す[9)]．痛みの破局的思考は，痛みへの過剰なとらわれ（suffering）と言い換えることができ，反復（何度も痛みを考えてしまう）・拡大視（痛みを必要以上に強く大きい存在と感じる）・救いのなさ（痛みから逃れる方法がないと決めつける）の3要素からなる．慢性的に痛みを患っている神経障害性疼痛患者や線維筋痛症患者，非特異的腰痛患者ではその傾向が強く[9)]，特徴的な思考パターンとともに，痛みに関連した睡眠障害やそれに続く不安・恐怖が惹起・増強される．その結果，患者は痛みが起こるような日常生活を避け過度に安静を保つようになり，廃用障害やQOLの低下，抑うつ傾向を招き，これらが転じて疼痛認知がより強化されていくことが考えられている（図Ⅱ-5）[10)]．このような痛みの破局的思考を持つ慢性疼痛患者が多いことは事実であるが，健康な一般人口においても痛みの破局的思考を持つ者は稀な存在ではなく，個人の遺伝的素因や成育環境などの

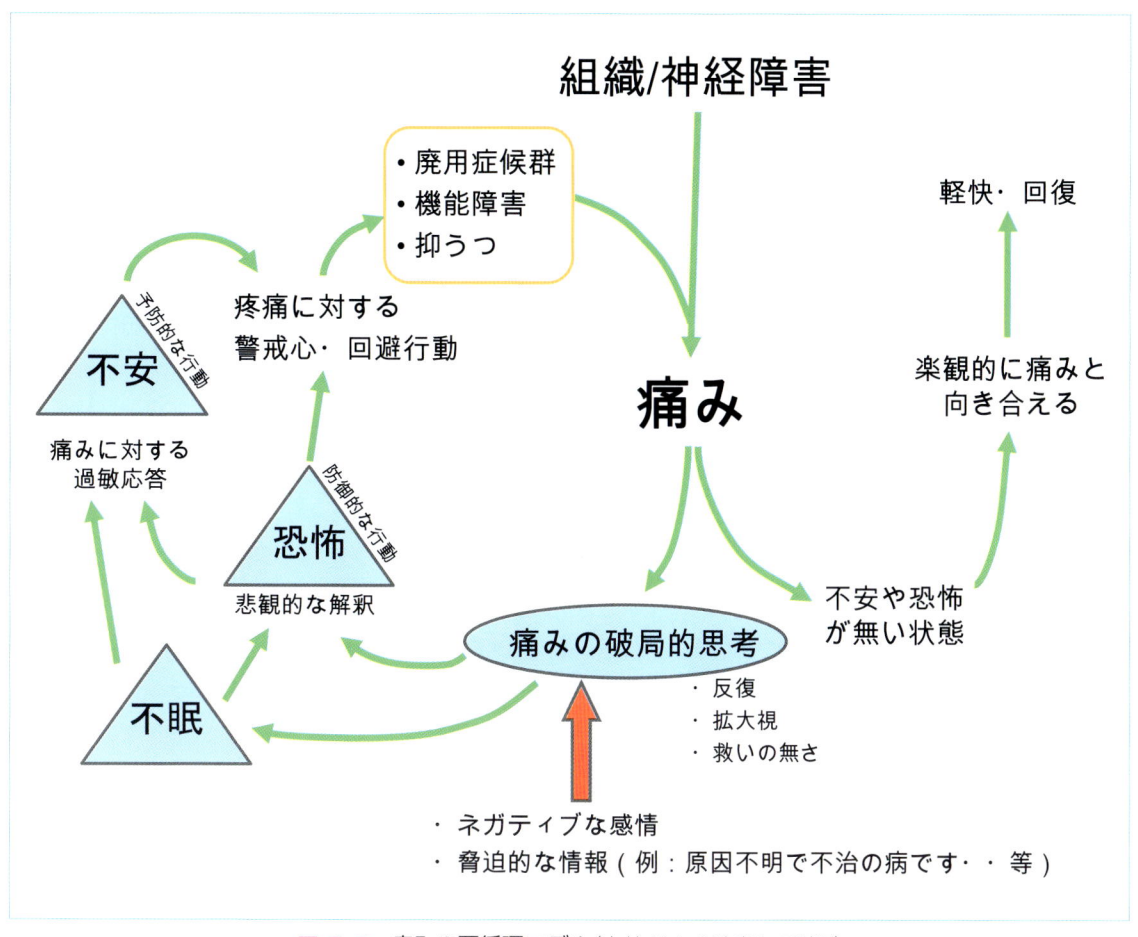

図Ⅱ-5 痛みの悪循環モデル（文献10から改変して引用）

複数の要因が基盤となって痛みの破局的な思考が形成されていると考えられる．痛みの破局的思考の存在は，疼痛遷延化の危険因子となることが様々な疼痛疾患で明らかにされており，慢性疼痛患者がこのような性格傾向を持ち，痛みに対する心理的姿勢が誤っていることの自覚を促すことは，痛みの寛解に向けて有用であると考えられる．このようなことを総合的に鑑みて，医療者が与える治療は，あくまでも患者自身の自己管理方法を高める補助とし，機能障害を主幹とすることがCRPS専門家の共通認識となっている（図Ⅱ-6）[11]．

謝　辞

本稿は厚生労働省CRPS研究班の議事内容を含む．厚生労働省CRPS研究班に深謝する．本稿の執筆にあたって厚生労働省科学研究費補助金（H24-身体・知的-一般-005）の助成を得た．

（住谷昌彦，緒方　徹）

文　献

1) Jensen TS, Baron R, Haanpaa M, Kalso E, Loeser JD, Rice ASC, Treede RD : A new definition of neuropathic pain. Pain. 152 : 2204-2205, 2011.
2) Sumitani M, Shibata M, Sakaue G, et al : Development of comprehensive diagnostic criteria for complex regional pain syndrome in the Japanese population. Pain. 150 : 243-249, 2010.
3) Baron R : Classification and diagnostic tools in complex regional pain syndromes. Newsletter of the IASP Special Interest Group on Neuropathic Pain. 7 : 3-7, 2006.
4) Harden RN, Bruehl S, Perez RSGM, et al : Development of a severity score for CRPS. Pain. 151 : 870-876, 2010.
5) Waddel G, Burton AK : Concepts of rehabilitation for the management of low back pain. Best Prac Res Clin Rheumatol. 19 : 655-670, 2005.

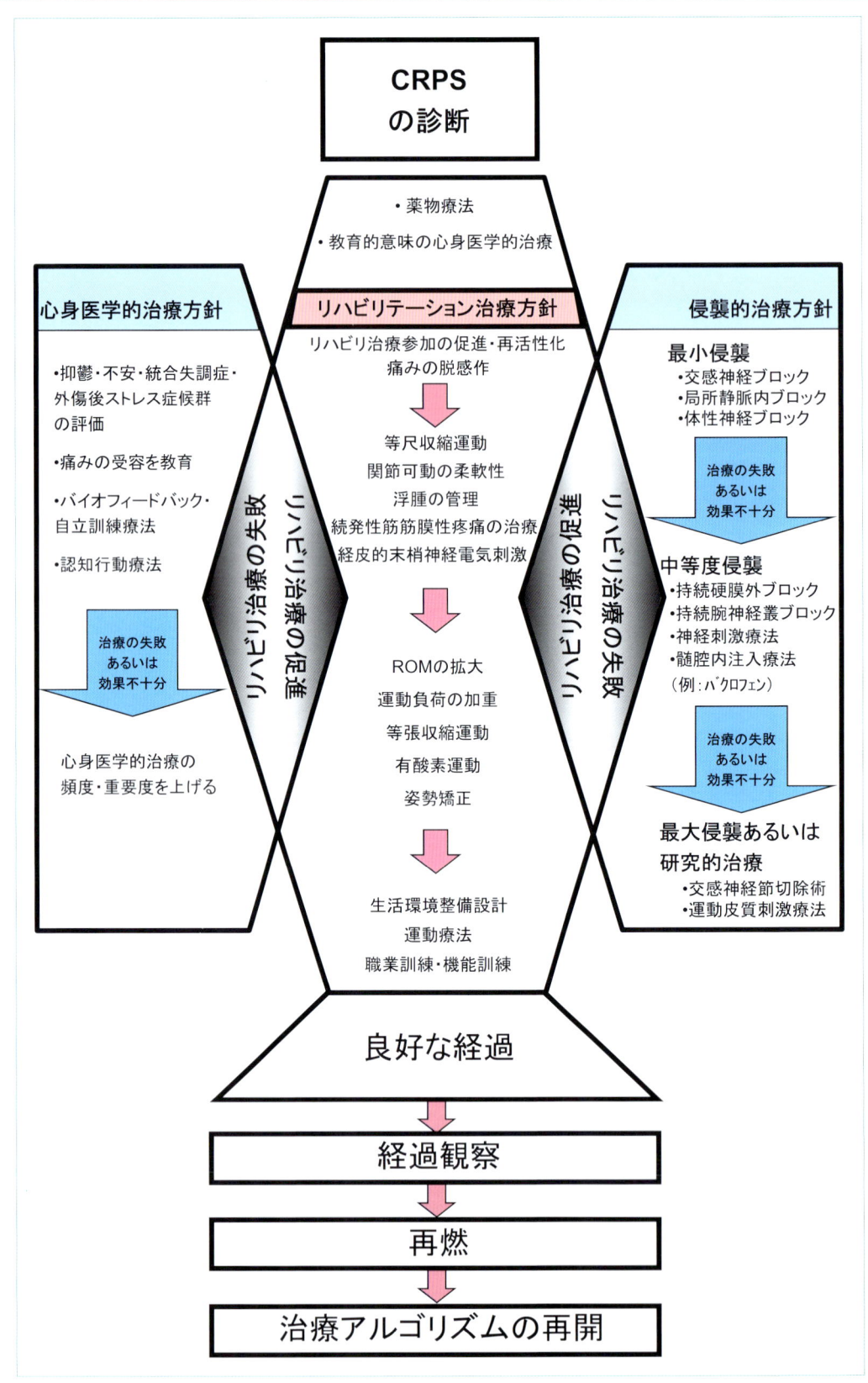

図 Ⅱ-6　CRPS に対する標準的治療アプローチ（文献 11 から改変して引用）

6) Revicki DA, Ehreth JL：Health-related quality of life assessment and planning for the pharmaceutical industry. Clin Ther. 19：1101-1115, 1997.
7) Pincus T, Smeets RJEM, Simmonds MJ, et al：The fear avoidance model disentangled：improving the clinical utility of the fear avoidance model. Clin J Pain. 26：739-746, 2010.
8) Kerns RD, Rosenberg R：Predicting responses to self-management treatments for chronic pain：application of the pain stages of change model. Pain. 84：49-55, 2000.
9) Sullivan MJL, Lynch ME, Clark AJ：Dimensions of catastrophic thinking associated with pain experience and disability in patients with neuropathic pain conditions. Pain. 113：310-315, 2005.
10) Leeuw M, Goossens MEJB, Linton SJ, et al：the fear-avoidance model of musculoskeltal pain：Current state of scientific evidence. J Behav Med. 30：77-94, 2007.
11) Stanton-Hicks MD, Burton AW, Bruehl SP, et al：An updated interdisciplinary clinical pathway for CRPS：report of an expert panel. Pain Prac. 2：1-16, 2002.
12) Vervoort T, Trost Z, Van Ryckeghem DML：Children's selective attention to pain and avoidance behavior：The role of child and parental catastrophizing about pain. Pain. 154：1979-1988, 2013.

II. 診断

画像；MRI

CRPSの画像診断
―BMD計測およびMRSによる診断―

> 🔍 **診断・治療・見極めについてのポイント**
> ☑ CRPSの画像診断として有用なのはX線での骨萎縮像であり，BMD計測で客観的指標が得られる．
> ☑ CRPSにおける浮腫診断にMRSが有用と考えられる．

I CRPS

複合性局所疼痛症候群（complex regional pain syndrome；CRPS）は軽微な外傷や手術後などを契機に著明な腫脹，持続性の著明な疼痛，異痛，痛覚異常，浮腫，皮膚血流変化，発汗異常，骨萎縮などを呈する疾患である．整形外科領域では歴史的にはSudeck骨萎縮と呼ばれる外傷や手術後に急速に進行する骨萎縮と呼称されてきたが，その症状が交感神経に由来すると考えるとよく符合するため，1946年にEvans[1]により反射性交感神経性ジストロフィー（reflex sympathetic dystrophy；RSD）と命名され，一般に広く知られるようになった．一方，神経損傷後に異常な疼痛を呈する疾患や四肢切断後に生じる幻肢痛などはカウザルギー（causalgia）と呼ばれ，別個に扱われてきた．RSDとカウザルギーはその症状がよく似ていることから，近年の国際疼痛学会（international association for the study of pain；IASP）が中心となり1994年に末梢神経損傷後のカウザルギーを伴うものと，従来のRSDの2つのタイプに分類し，前者をCRPS type II，後者をCRPS type Iに分類することを提唱した[2,3]（国際疼痛学会1994年診断基準）．2005年の最新のIASPによる診断基準[4]では，①感覚障害（持続性疼痛，感覚異常），②血管運動障害（皮膚色調障害），③浮腫・発汗障害，④運動栄養障害（筋力低下，振戦，爪，発毛，皮膚萎縮，関節拘縮，軟部組織異常）の4項目のうち，臨床的基準と研究的基準で合致しなければいけない診断基準の項目数を分け，臨床的基準では網羅的にCRPS患者と診断したうえで早期治療を行うことを目的とした．研究的基準では確実にCRPSと診断できるような基準として設計している（国際疼痛学会2005年診断基準）．本邦では2008年に厚生労働省CRPS研究班により日本版CRPS判定指標が示されている[5]．本邦CRPS患者に特徴的であった5つの自覚症状（①皮膚・爪・毛のうちいずれかの萎縮性変化，②関節可動域制限，③持続性ないしは不釣合いな痛み，しびれたような針で刺すような痛み，知覚過敏，④発汗の亢進ないしは低下，⑤浮腫）と，5つの他覚症状（①皮膚・爪・毛のうちいずれかに萎縮性変化，②関節可動域制限，③アロディニアないしは痛覚過敏，④発汗の亢進ないしは低下，⑤浮腫）に着目した判定指標で，IASPの診断基準同様，早期診断を目的とする臨床用の判定指標と，確定診断に有用な研究用の判定指標からなる．近年はこれらの診断基準や判定指標が徐々に広まり，日常臨床においてCRPSと

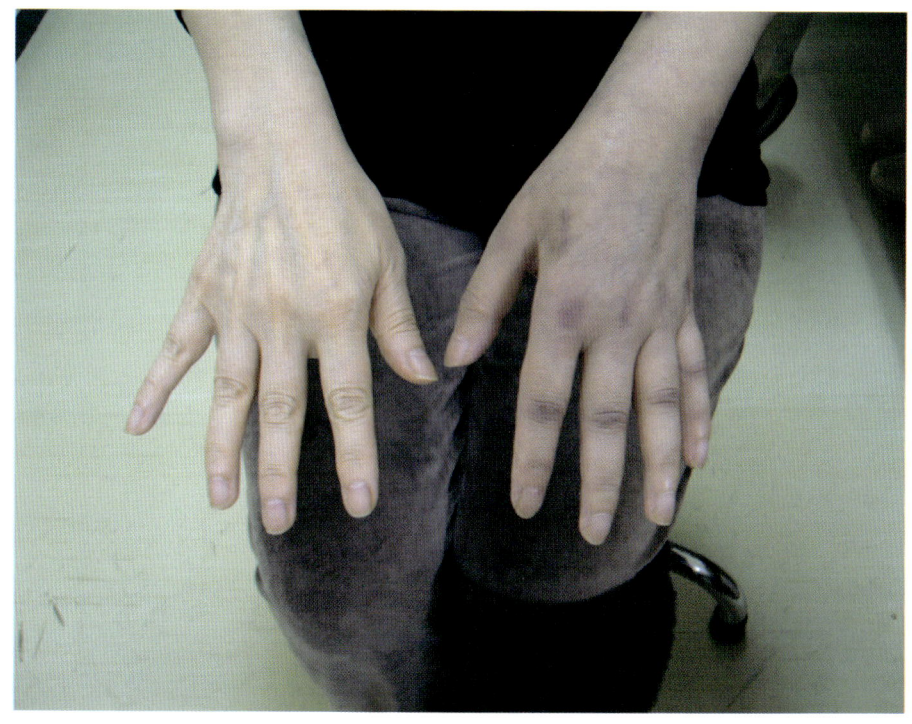

図 II-7 左手 CRPS 患者
左手は腫脹し，指関節に一致した色素沈着を認める．

いう呼称自体が市民権を得つつある．

II CRPS の画像診断

　IASP の診断基準や日本版 CRPS 判定指標には従来から整形外科医にとって一般的な Sudeck の骨萎縮やほかの画像診断が全く含まれていない．また，CRPS の画像診断として何が有効であるかの検討はほとんどなされていない．一方，臨床上，特に労災の後遺障害診断において X 線の骨萎縮所見は非常に重要視されている．骨萎縮の判断は X 線写真の主観評価に頼っており，健側との比較によって診断がなされているが，両側例では骨萎縮の判定に苦慮する場合がある．整形外科医は X 線の読影に長けているが，CRPS 患者を多く診ている麻酔科医(ペインクリニック医)は X 線読影に不慣れであり，また，X 線読影が主観的であり客観性に欠けるなどから IASP の診断基準並びに日本版 CRPS 判定指標から骨萎縮の項目が外れていると推察される．さらに CRPS のどの症状がどのような画像診断で診断可能であるかの基礎研究がなされていないことも問題である．そこで次項では，CRPS 様の所見を呈した橈骨遠位端骨折患者らを対象として，骨萎縮の指標として DEXA (二重エネルギー X 線吸収法)による骨塩量計測および末梢浮腫の指標とした MRS による脂肪水信号比の計測を行い，CRPS に対する客観的な画像診断としてこれらが有用であるかを検討した．

III CRPS 様患者に対する DEXA による BMD 値計測と MRS での脂肪水信号比計測

　慶應義塾大学整形外科を受診し，上肢手術加療術後 3 か月以内に手および手関節の腫脹(図 II-7)，発汗障害，発毛，皮膚発赤，疼痛，運動痛などの 1994 年 IASP による CRPS の診断基準に適合し，かつ，単純 X 線で著明な骨萎縮を呈した(図 II-8)症例 27 例 27 肢を対象とした．内訳は男性 5 例，女性 22 例，年齢は 32〜79 歳(平均 63.7 歳)であった．患側は右 14 例，左 13 例であった．疾患

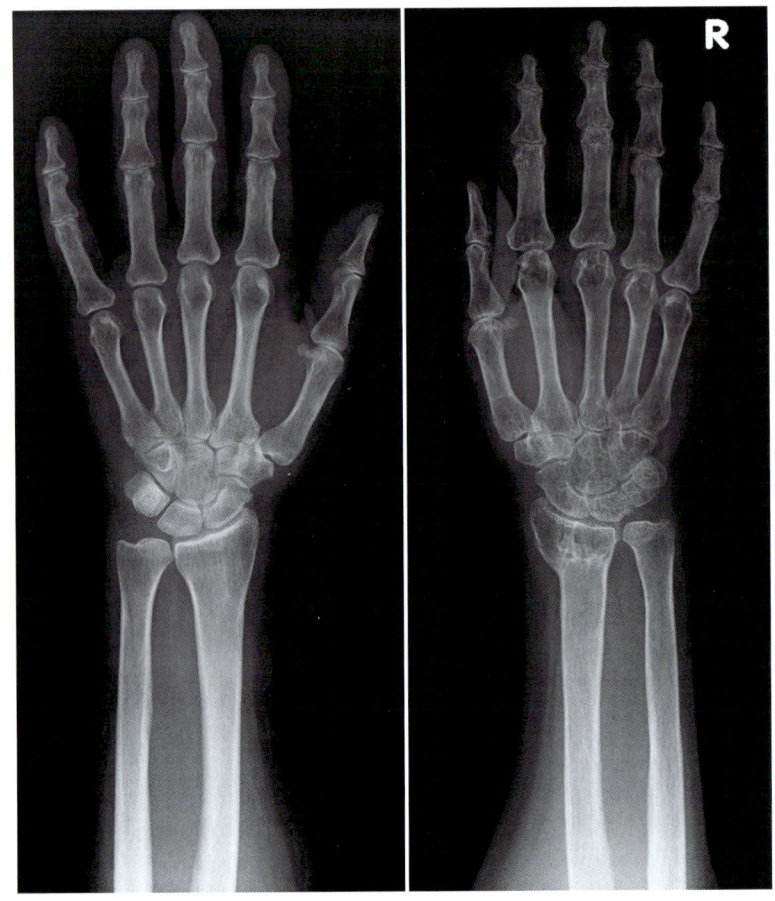

図 Ⅱ-8　橈骨遠位端骨折後の CRPS 例
右手関節以遠には著明な骨萎縮を認める．

　は橈骨遠位端骨折 26 例と外傷性 TFCC（三角線維軟骨複合体）損傷 1 例で，橈骨遠位端骨折全例には橈骨骨折の手術に bridge 型創外固定を，TFCC 損傷例には直視下 TFCC 縫合術を行った．創外固定は受傷後 5〜8 週で抜去し，TFCC 損傷例では術後の外固定を 5 週行った．

　術後 3 か月までに単純 X 線で著明な骨萎縮を呈し，先述の CRPS type Ⅰ 様所見を呈したことを確認したあと，患者登録を行い，橈骨の遠位部を DEXA を用いて骨塩量（BMD 値）を測定し，さらに橈骨骨髄を対象に，line scan CPMG（carr purcell meiboom gill）法 MRS[6)〜9)] による脂肪水信号比の計測を前向きに術後 3 か月，6 か月，9 か月，12 か月で行った．BMD の回復が得られなかった症例ではその後 18 か月，24 か月，36 か月まで延長計測した．

　臨床症状は術後 3 か月時点で全例が CRPS 様所見を呈し，X 線で著明な骨萎縮を呈した．術後 6 か月で改善した症例は 15 例で，いずれも対健側比で BMD 値の低下が生じなかった症例であった．残りの症例でも術後 9〜12 か月の時点で，全例に症状の改善を認めたが（図Ⅱ-9），X 線所見での回復は 24 か月時点でも得られなかった症例が 6 例あった（図Ⅱ-10）．

　T2 強調 MRI で橈骨骨髄の浮腫像が確認できたのは 4 例のみで，ほとんどの症例では MRI 像はほぼ正常であった．

　BMD 値は 12 例では術後 3 か月ないし 6 か月の時点で対健側比が 95% 以下であった．15 例では健側を上回っていた．BMD 値が対健側比 95% 以下となった症例 12 例中，術後 12 か月時点で 6 例が回復したが，残りの 6 例は回復しなかった

<受傷時 X-p> <術直後 X-p>

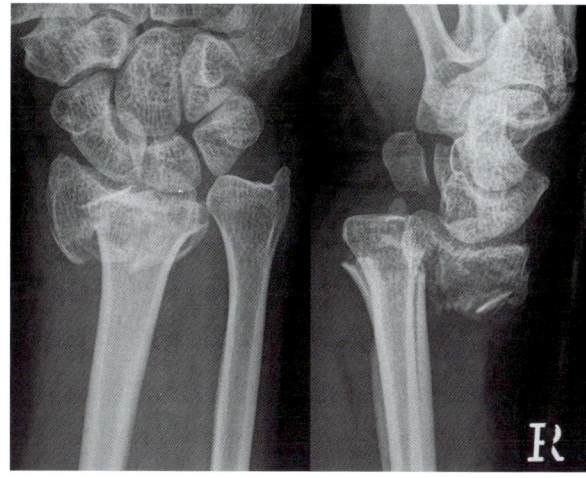
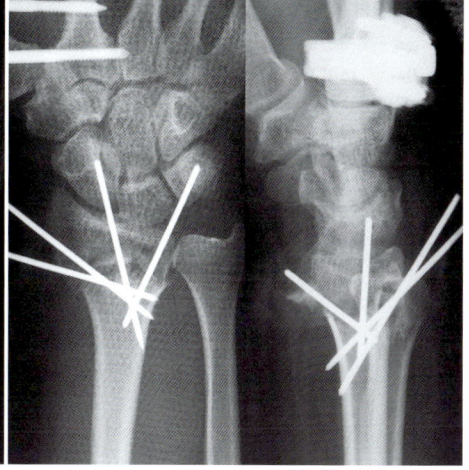

<X線経時変化とBMD対健側比>

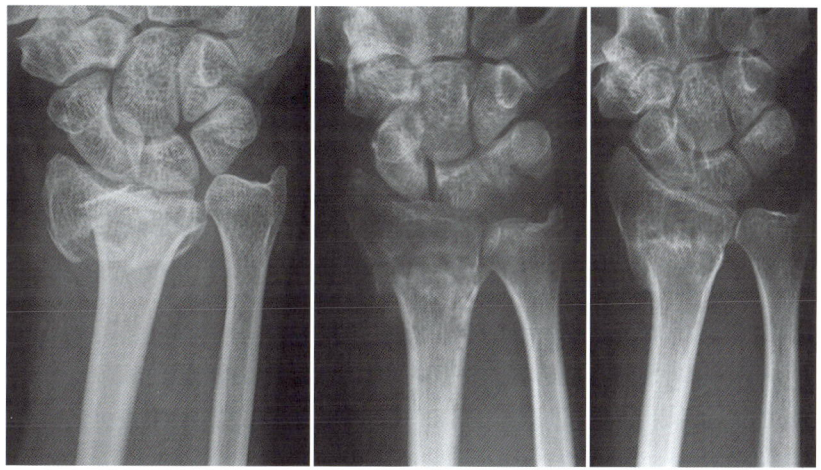

受傷時　　　　　　　　3か月　　　　　　　　6か月
BMD対健側比　　　　　0.708　　　　　　　　0.852

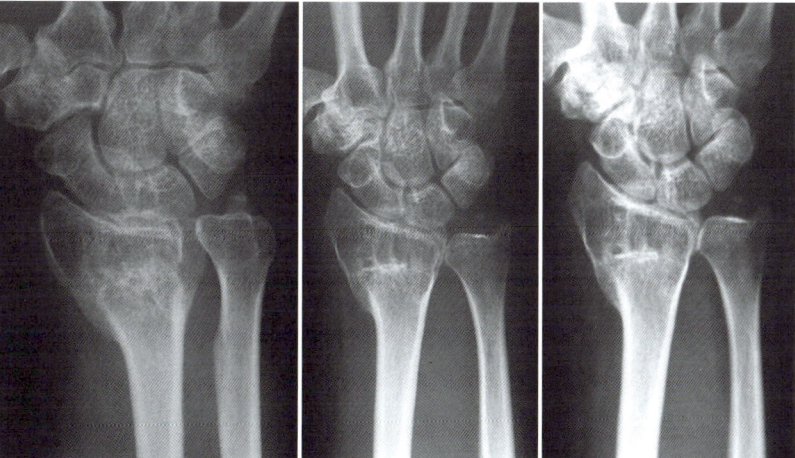

図Ⅱ-9
症例1：48歳，男性．
右橈骨遠位端骨折

9か月　　　　　　　　12か月　　　　　　　24か月
0.995　　　　　　　　1.012
CRPS様所見改善

<画像；MRI>　CRPSの画像診断 —BMD計測およびMRSによる診断—

<受傷時 X-p> <術直後 X-p>

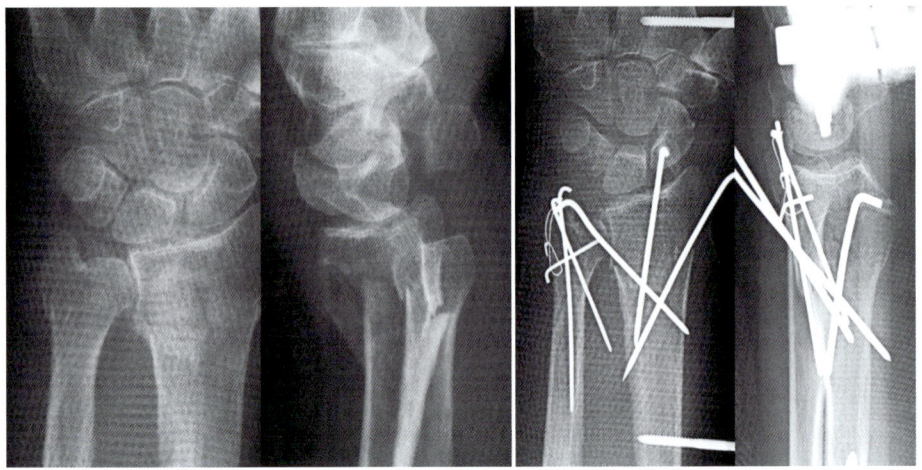

<X線経時変化とBMD対健側比>

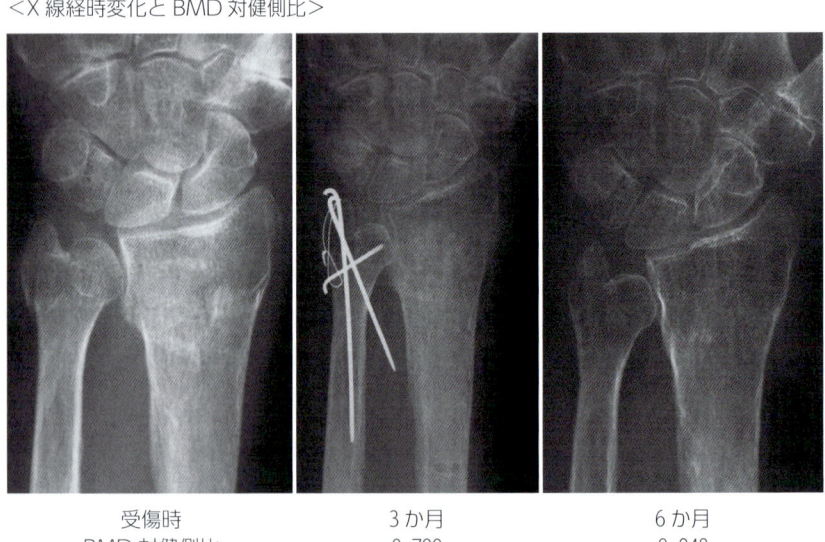

受傷時　　　　　　3か月　　　　　　6か月
BMD 対健側比　　　0.780　　　　　　0.848

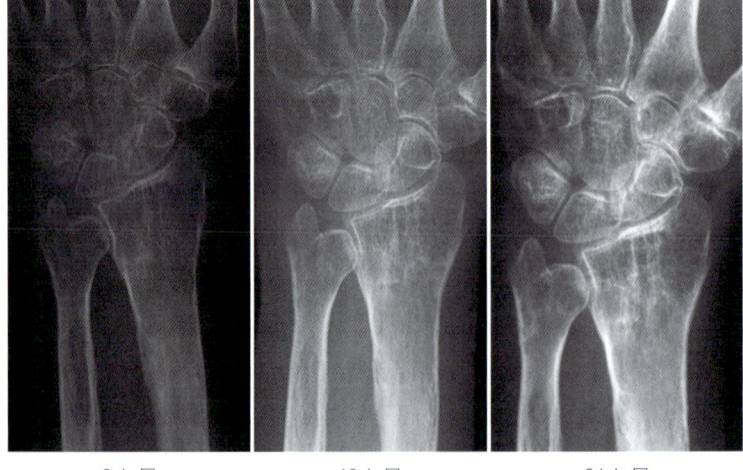

9か月　　　　　12か月　　　　　24か月
0.832　　　　　0.856　　　　　0.846

図 II-10

症例2：72歳，女性．転倒し受傷．
左橈骨遠位端骨折
X線上の骨萎縮およびBMD値はいずれも改善を認めなかった．

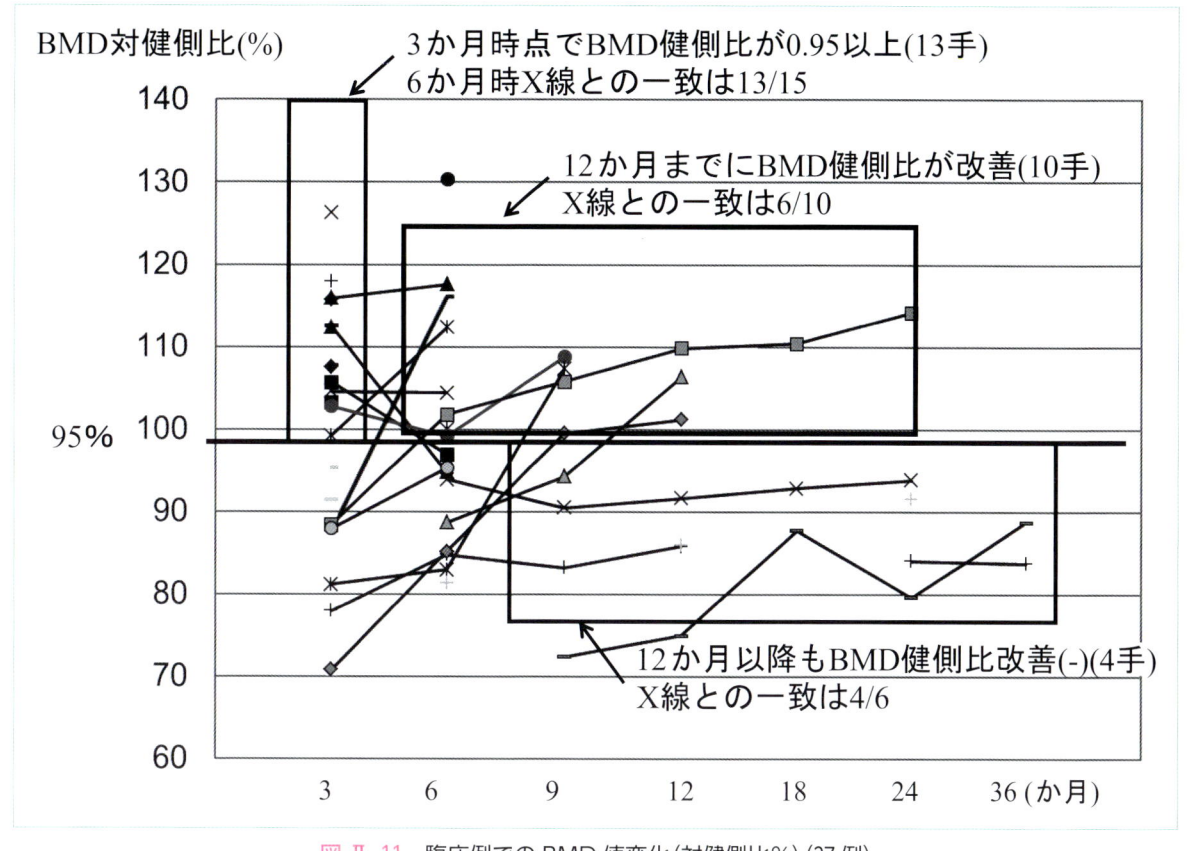

図 Ⅱ-11　臨床例での BMD 値変化（対健側比%）（27 例）
全般的に BMD 値は回復傾向にある．臨床症状は 12 か月で改善を全例で認めている．

（図Ⅱ-11）．

　橈骨遠位の髄内の脂肪水信号比は 11 例で低下したが，16 例では橈骨骨幹部の脂肪水信号比と同じで，低下を認めなかった．脂肪水信号比が低下した 11 例中，BMD 値が対健側比 95％低下例は 8 例であった．脂肪水信号比が対健側比で 90％以下の症例は 4 例でいずれも BMD 値の対健側比 95％以下の低下例であった．脂肪水信号比は 11 例全例で 12 か月時点で回復していた（図Ⅱ-12）．個々の例でみても脂肪水信号比の改善はいずれも BMD 値の回復よりも早かった．

Ⅳ 考　察

　IASP の 1994 年および 2005 年の診断基準や日本版 CRPS 判定指標が徐々に広まり，CRPS は以前に比較してペインクリニック医のみならず整形外科医にも身近な疾患となりつつある．しかし，診断基準，判定指標で診断に用いられる項目の自覚症状と他覚症状ともに主観的なものであり，数値で表されるような客観的な項目とは言い難い．一方，従来から整形外科医にとって一般的な X 線上の骨萎縮は労災の判定には用いられているが，診断基準，判定指標には取り上げられていない．これは X 線の読影による骨萎縮の判断も主観的であり，トレーニングを受けている整形外科医にとって身近であっても，X 線に慣れていないペインクリニック医（多くは麻酔科医）にとっては判断がつきにくいことが原因していると思われる．そこで，本研究では再現性，発症時からの経時変化を観察するために橈骨遠位端骨折や TFCC 損傷などの手術症例を対象とし，術後 3 か月時点で CRPS 様症状である疼痛，手および手関節の浮腫，発汗異常，発毛，皮膚色調異常を呈した症例，す

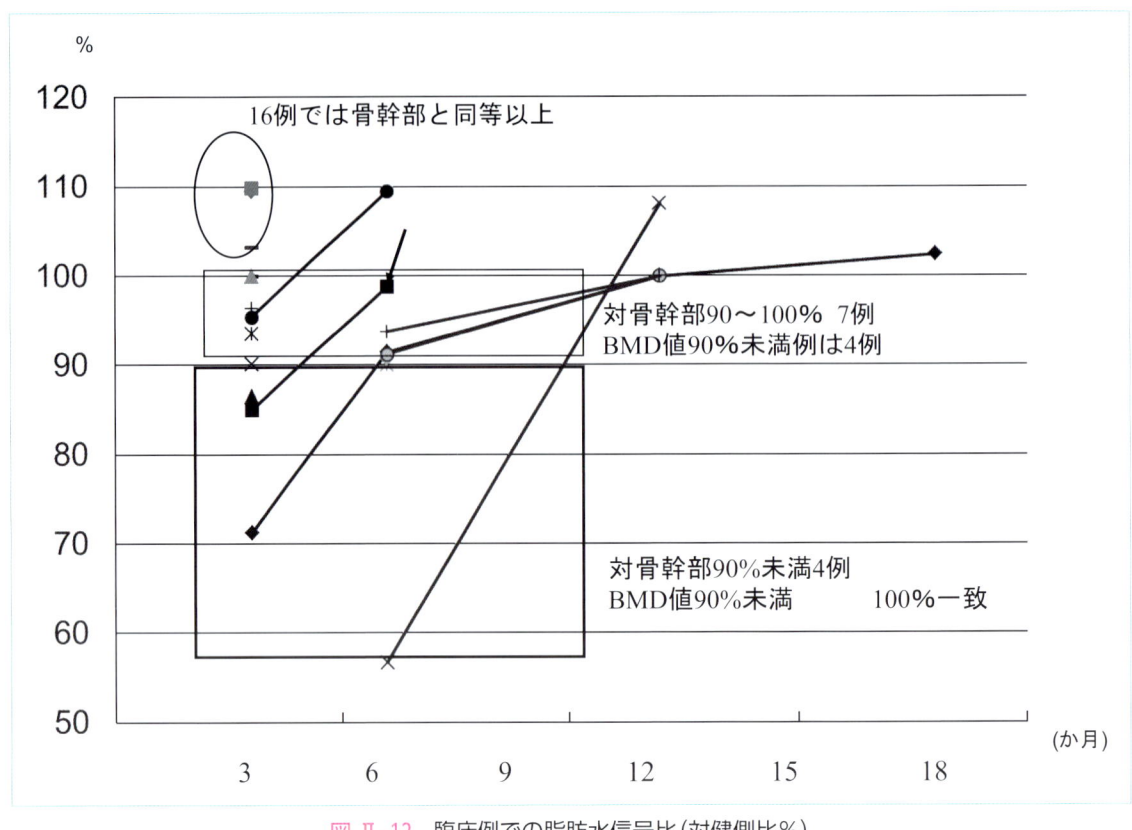

図 Ⅱ-12　臨床例での脂肪水信号比（対健側比％）

なわち 1994 年の IASP の CRPS の診断基準を満たしている症例のみでの検討を行った．そして，客観的指標としての数値化を目的に手関節疾患を対象とし，DEXA での BMD の対健側比の経時変化と骨髄内での脂肪量変化を反映している MRS での脂肪水信号の対健側比を検討した．

BMD 値が対健側比 95% 以下であった症例は 12 例で，このうち 6 例は骨萎縮，BMD 値ともに改善したが，ほかの 6 例では改善が得られず，一方 5% 以内の BMD 低下症例では術後 6 か月で X 線上の骨萎縮および BMD 対健側比が著明に改善していることから，BMD 値が対健側比で 5% 以内の低下にとどまった場合にはすみやかに CRPS 所見は改善すると考えられる．従って，BMD 値を計測することは CRPS の早期診断に有用と考えられた．また，症状，X 線上の骨萎縮が改善した例で BMD 値も改善したことは，CRPS の骨萎縮を BMD 値が反映していると思われる．一方，逆に BMD 値が対健側比 95% 以下となった症例 12 例中，6 例で完全回復が 12 か月で得られなかったが，このことは BMD 値自体は CRPS の病状改善に遅れて回復することを示唆する．

MRI での髄内浮腫の肉眼での把握は困難であったが，MRS による脂肪水信号比は 11 例で低下し，このうち BMD 値対健側比 95% 以下まで低下した例は 8 例含まれ，特に脂肪水信号比 90% 以下の症例 4 例は BMD 値の対健側比 95% 以下の例に含まれていた．この 4 例は BMD 値が 70～88% と著明に低下した症例であり，MRS での脂肪水信号比が対健側比で 90% 以下に低下した場合は CRPS の状態がより悪いことが考えられた．さらに全例で脂肪水信号比の改善はいずれも BMD 値の回復よりも早く，臨床症状の回復よりも早い 6 か月から 12 か月時に回復したことで MRS での脂肪水信号比が CRPS の早期診断および病勢の把握に有効であることが示された．

V まとめ

1) 本研究から CRPS 様状態を呈した橈骨遠位端骨折手術例では骨塩量（BMD 値）の低下と骨髄内脂肪水信号比の低下を生じることがわかった．BMD 値の低下は CRPS の際に生じる骨萎縮を反映していると考えられる．

2) DEXA による BMD 値計測は CRPS 様の橈骨遠位端骨折患者の骨萎縮の客観指標として有効であった．BMD 値を計測することは CRPS の早期診断に有用と思われた．

3) CRPS 臨床例での MRS による骨髄内脂肪水比計測は CRPS 早期診断と病勢把握に有用と考えられた．

（中村俊康，堀内行雄）

文献

1) Evans JA：Reflex sympathetic dystrophy. Surg Gynecol Obstet. 82：36-43, 1946.
2) Stanton-Hicks M, Janig W, Hassenbush S, et al：Reflex sympathetic dystrophy：changing concepts and toxotomy. Pain. 63：127-133, 1995.
3) Merskey H, Bogduk N：Classification of chronic pain：descriptions of chronic pain syndromes and definition of pain terms. IASP Press. 1994.
4) Gradl G, Schurmann M：Sympathetic dysfunction as a temporary phenomenon in acute posttraumatic CRPS type Ⅰ. Clin Auton Res. 15：29-34, 2005.
5) 住谷昌彦，柴田政彦，眞下 節ほか：CRPS の診断と治療 current diagnosis criteria of CRPS in Japan and search for clinical treatment evidence of CRPS. Anesthesia 21 Century. 10：1935-1940, 2008.
6) Kikuchi Y, Nakamura T, Takayama S, et al：MR imaging in the diagnosis of denervated and reinnervated skeletal muscles：experimental study in rats. Radiology. 229：861-867, 2003.
7) Yamabe E, Nakamura T, Oshio K, et al：Line scan diffusion spectrum of the denervated rat skeletal muscle. J Magn Reson Imaging. 26：1585-1589, 2007.
8) Yamabe E, Nakamura T, Oshio K, et al：Peripheral nerve injury：diagnosis with MR imaging of denervated skeletal muscle-experimental study in rats. Radiology. 247：409-417, 2008.
9) Obara Y, Nakamura T, Shinmoto H, et al：Time course of osteonecrosis in rabbit articular intercalated bone：Line scan spectroscopic imaging and correlation with histology. Magn Reson Med Sci. 14：57-64, 2015.

Ⅲ. 治 療

III. 治療

早期診断治療

早期CRPSの考え方とその対策
―超早期ステロイド療法の実際を含めて―

🔍 診断・治療・見極めについてのポイント

☑ 外傷後の痛みと腫れが予想より長引けばCRPSの発症を懸念する．
☑ 軽度の外傷の場合に，受傷から2週間経過しても痛みと腫れが強く，改善の徴候がなければCRPSの治療を開始する．
☑ 長引く痛みを何でもCRPSと考えずにNSAIDsに反応しない痛みの原因を吟味することが重要である．

I はじめに

打撲や骨折，捻挫，さらには手術後などのあらゆる外傷後にCRPSが起こる可能性がある．通常は受傷直後の数日間を過ぎると痛みも腫れも減少してくるが，2週間経過しても痛みや腫れが全く軽快せず，患者によっては却って悪化する場合がある．このような患者では単に治癒が遷延している場合と，CRPSを発症しかかっている場合の二者が考えられるが，両者の区別は困難である．もう少し経過を観れば両者の鑑別は可能であるが，CRPSが進行した場合の重篤性を考えると両者を区別せずに対応すべきである．

長年，整形外科医は痛みを訴える患者に半ば盲目的にNSAIDsを処方してきたが，NSAIDsの効果が認められない患者を漫然とNSAIDsの投与だけで放置するとCRPSの発症に至ることがある．受傷2週でおかしいと思ったらNSAIDsからほかの薬剤へ変更したり，神経ブロックを追加したりしてCRPSの発症を予防することが重要である．また逆に長引く痛みを何でもCRPSと考えず，ほかの疾患も含めて正しく診断することも重要である．

II CRPSの自然経過

CRPSの病態は未だに解明されていないが，これまでの研究や筆者の経験から次のような経過を辿る進行性の症候群ではないかと考えている．

1 正常な治癒機転からの逸脱

①外傷直後の局所では正常な生体の反応として炎症が生じている．炎症によって生じる痛みや直接的に侵害受容器が刺激されて起こる痛みは生体防御反応として必要な痛みで「良性の痛み」と言われている．受傷から時間が経過して組織の修復が進んでくると炎症は鎮静化して痛みも軽減する．しかし，何らかの理由で局所の炎症が鎮静化せず正常な治癒機転から逸脱し始めると痛み，腫脹（浮腫），発赤，熱感が持続する．

②このように炎症が持続すると，局所でサイトカインが産生され，サイトカインは神経成長因子nerve growth factor（以下，NGF）を発現させる．また局所の末梢神経終末では軸索反射や後根反射による遠心性の刺激によってサブスタンスPなどのサイトカインが放出され，一層NGFの産生を助長する．

表 Ⅲ-1　主な合成ステロイドの比較

ステロイド種類	組成	商品名	糖質コルチコイド作用力価比	電解質コルチコイド作用力価比	生物活性半減期（時間）
コルチゾール	ヒドロコルチゾン	・コートリル ・水溶性ハイドロコートン	1	1	8〜12
	酢酸コルチゾン	・コートン	0.7	0.7	
	コハク酸ヒドロコルチゾン	・ソルコーテフ ・サクシゾン	1	1	
プレドニゾロン	プレドニゾロン	・プレドニン ・プレドニゾロン	4	0.8	12〜36
	メチルプレドニゾロン	・メドロール ・デポメドロール	5	0	
	コハク酸メチルプレドニゾロン	・ソルメドロール	5	0	
トリアムシノロン	トリアムシノロン トリアムシノロンアセトニド	・レダコート ・ケナコルト-A	5	0	24〜48
デキサメタゾン	デキサメタゾン	・オルガドロン ・デカドロン	25	0	36〜54
	パリミチン酸デキサメタゾン	・リメタゾン			
ベタメタゾン	ベタメタゾン	・リンデロン	25	0	36〜54

③NGFは後根神経節 dorsal root ganglion（DRG）へ運ばれて各種遺伝子の変化を誘導する．

④末梢神経損傷が主たる外傷の場合には上記①〜③の過程を経ず，神経損傷部から自発発火が生じ，この発火による刺激が続くと後根神経節に様々な変化をもたらしていく．

2　脊髄後角の変化

先述のように後根神経節に変化が生じると，次いで脊髄後角に様々な変化が生じてくる．神経線維の発芽による後角ニューロンの受容野の拡大，末梢からの刺激入力に対して後角ニューロンの閾値の低下や反応性の増大，侵害受容ニューロンの NMDA（N-methyl-D-aspartate）受容体の活性化などが起こる．これらを総称して中枢性の過敏化 central sensitization と呼ぶ．また，この変化を脊髄の可塑化とも言い，多くの場合，不可逆的な変化と考えられている．

3　中枢（脳・脊髄）の変化

脊髄後角で central sensitization が起こると影響はさらに中枢に波及する．主に脊髄視床路を介して中枢へ伝達される疼痛刺激が続くと，視床を経由して脳内各所に変化をもたらす．脳の変化は新たな痛みや機能障害を引き起こし，病態はさらに複雑になっていく．ここまで行き着くと CRPS は局所の疾患ではなく，「中枢機能障害性疼痛」の範疇に含まれる慢性疼痛疾患になる．当然，治療も困難を極めるようになる．

Ⅲ　早期 CRPS とは？

脊髄後角の変化が生じる前までが早期 CRPS と考えるが，後述のステロイドによる治療効果を考えた場合には，後根神経節の変化が生じる前までを超早期 CRPS（あるいは pre-CRPS）と考えるのがよい．末梢神経損傷が主たる外傷の場合には局所の炎症による変化を経ずに後根神経節に影響を及ぼすので，ステロイドによる治療を期待できる時期が存在しない．従って末梢神経損傷が原疾患の場合には超早期 CRPS という考え方は困難である．

最近，CRPS の type Ⅰ と type Ⅱ を分ける必要性はないという考え方が主流である．脊髄後角に変化が生じれば，両タイプ間に差がなくなるからである．しかし，超早期 CRPS という概念で考える場合には両者を分けて考えることが重要である．

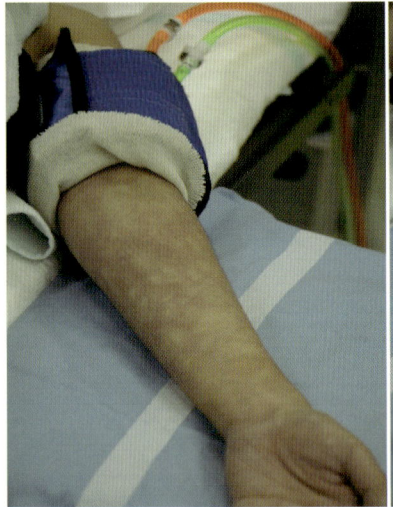

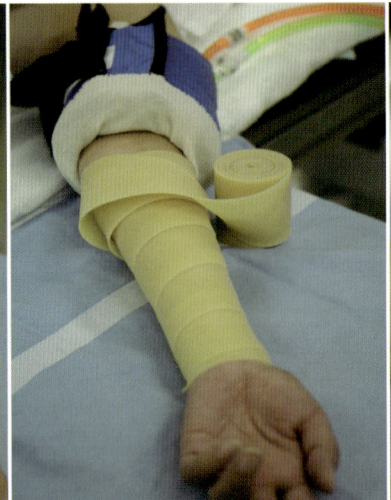

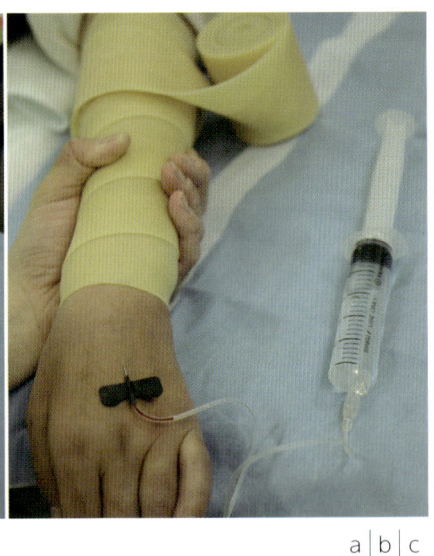

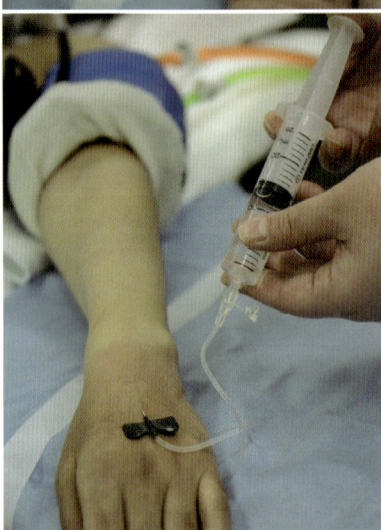

図 Ⅲ-1
局所静脈内投与法
a：ダブルカフのタニケットを装着したところ
b：エスマルヒを巻いたところ
　手関節部から巻き始めて手背を出しておく．まだ手背の静脈の穿刺は行っていない．
c：エスマルヒを巻いてから手背静脈を穿刺する．
d：エスマルヒを除去して薬剤を注入する．

表 Ⅲ-2　超早期 CRPS に対するステロイド経口投与法

プレドニゾロン 30 mg 分 2（1 回 15 mg）　7 日間
↓
プレドニゾロン 20 mg 分 2（1 回 10 mg）　7 日間
↓
プレドニゾロン 10 mg 分 2（1 回 5 mg）　7 日間
↓
プレドニゾロン 5 mg 分 1（1 回 5 mg）　7 日間

注 1）1 クール 5 日間として 20 日間投与でもよい．
注 2）体格，年齢，重症度を考慮してプレドニゾロン 20 mg 分 2（1 回 10 mg）から開始して 3 クールでも可能．
注 3）胃腸障害に対して消化性潰瘍治療薬を併用する．

Ⅳ　超早期 CRPS の治療

先述のように遷延する炎症が CRPS 発症の起点であるので強力な抗炎症剤であるステロイドを使って炎症の鎮静化を図る．ただし，単に痛みが遷延化しているだけでは超早期 CRPS とは断定できないので要注意である．必ず炎症所見，すなわち，痛み，腫脹（浮腫），発赤，熱感の少なくとも 3 つ以上の所見が揃っていることを確認する．また感染ではないことを血液検査などで調べておく．

1　ステロイド経口投与

使用するステロイドは何でもよいがプレドニゾロン換算で 20〜30 mg/日を投与する．換算表を用いて容量を調節する（表Ⅲ-1）．超早期 CRPS の炎症は非常に重症かつ難治性であるので NSAIDs や少量のステロイドでは効果がない．まず大量投与して効果を確認しながら漸減（1 週毎に 5〜10 mg ずつ減量）していく（表Ⅲ-2）．20〜30 mg/日を 1 週間投与しても全く効果のない場合は漸減せずに 1 週間で中止する．

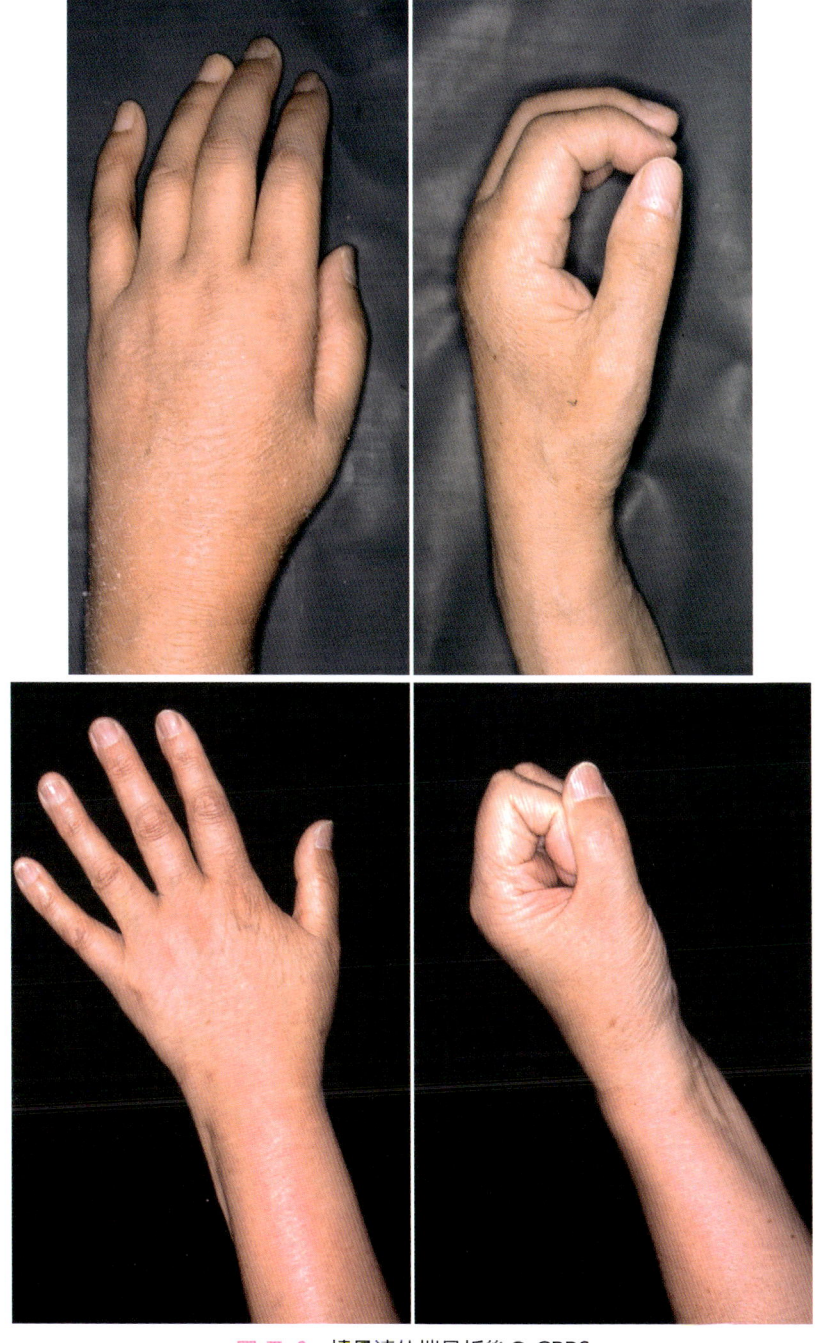

図 Ⅲ-2　橈骨遠位端骨折後の CRPS
a：初診時の状態．手関節から手指の浮腫と関節拘縮を認める．
b：局所静脈内投与 10 回終了時の状態．浮腫は消失し，拘縮も改善している．

2　ステロイド局所静脈内投与

　経口投与で効果が不十分な場合や関節拘縮のマニピュレーションなどを行いたい場合に局所静脈内投与を行う．局所静脈内投与は Bier's block に準じてステロイドと局所麻酔薬を混合して使用する．標準的な使用薬剤はベタメサゾン 20 mg と 1％リドカイン 20 ml である．患肢の駆血後に空気止血帯を加圧し薬剤を注入する（図Ⅲ-1）．30～40 分後に止血帯を解放するがこの間に必要に応じて関節受動術や爪切り，皮膚の清拭などを行う（図Ⅲ-2, 3）．症状の強い時期には週 2 回，症状が軽快してくれば週 1 回施行し，計 10 回程度行う[1]．

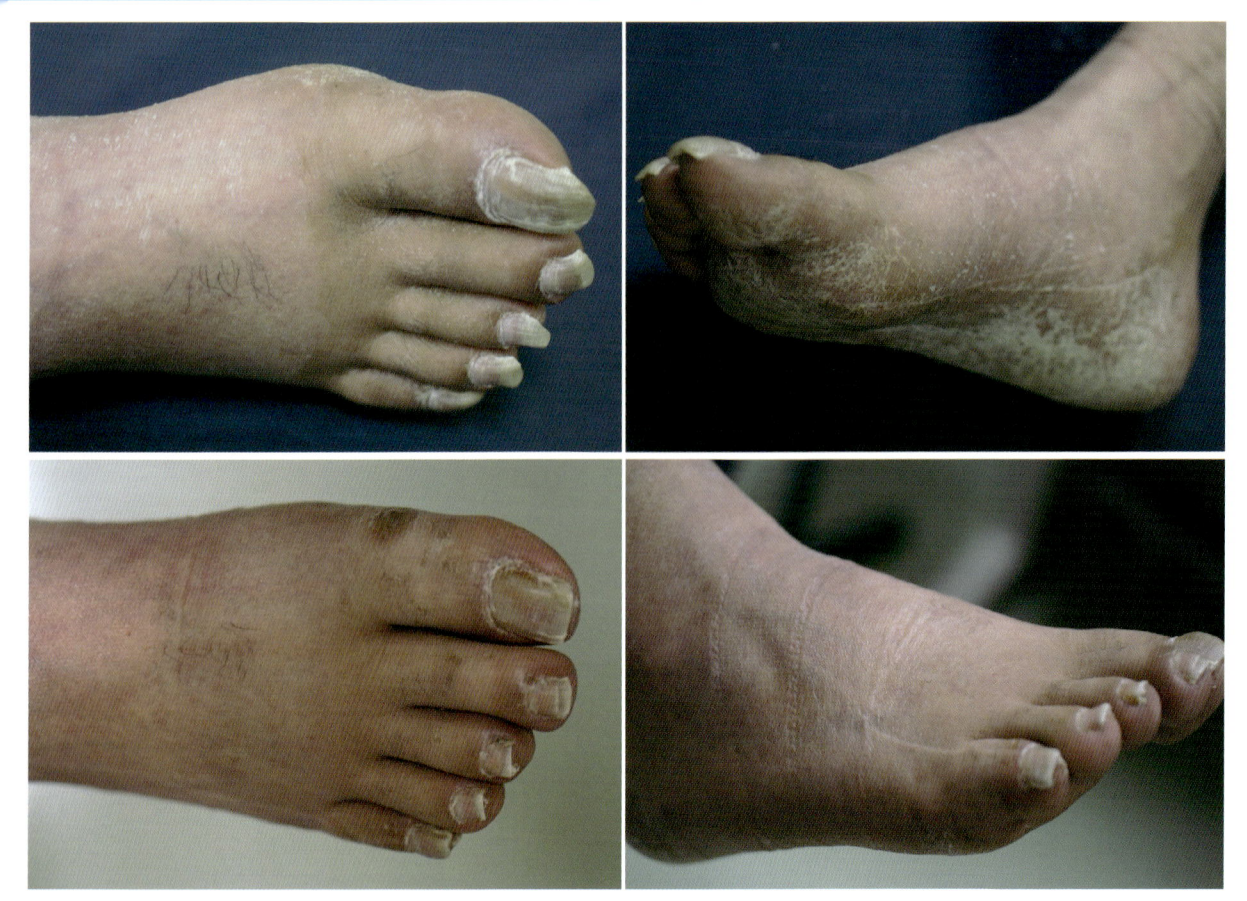

図Ⅲ-3 右足根骨骨挫傷後のCRPS
a：痛みのため爪切りも足浴も不可能であった．
b：局所静脈内投与中に無痛状態で爪切りと足浴を行った．

表Ⅲ-3 日本の神経障害性疼痛薬物療法ガイドライン

第一選択薬
三環系抗うつ薬，ガバペンチン，プレガバリン
第二選択薬
ノイロトロピン，デュロキセチン，メキシレチン
第三選択薬
フェンタニル，オキシコドン，モルヒネ， 　ブプレノルフィン，トラマドール

三環系抗うつ剤，ガバペンチン，デュロキセチン，メキシレチンは適応外処方に注意

Ⅴ 末梢神経損傷が原疾患の場合の早期CRPSの治療

他の外傷の場合とは異なり，局所の炎症所見に乏しいことが多い．痛みの原因は局所の炎症ではなく，神経損傷部から出る自発発火やephapse（人工シナプス）の形成，神経腫形成などである．早期では損傷された神経領域のみに痛みがある．損傷された神経領域以外にも痛みが出現すればもはや早期ではない．

治療は投薬と神経ブロックを中心に行う．「神経障害性疼痛薬物療法ガイドライン」[2]に従って投薬を行うが，ガイドラインに記載されている薬剤の中には適応外処方となる場合があるので注意を要する（表Ⅲ-3）．三環系抗うつ剤，ガバペンチン，デュロキセチン，メキシレチンを処方する場合には「神経障害性疼痛のガイドラインに従って処方した」などのコメントをレセプトに記載するか，事前に被保険者と相談する．筆者はプレガバリン，三環系抗うつ剤，ノイロトロピン，メキシレチンの4剤を併用することが多い．副作用の出現しやすい薬剤が多いので年齢や薬剤に対する過敏性などを考慮して少量から開始して漸増する

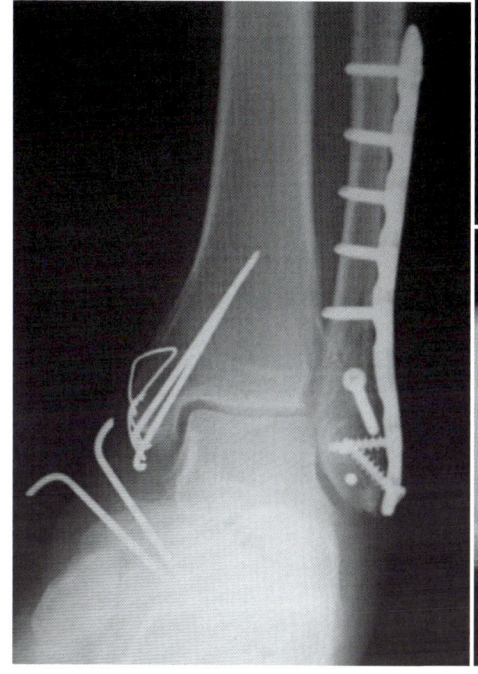

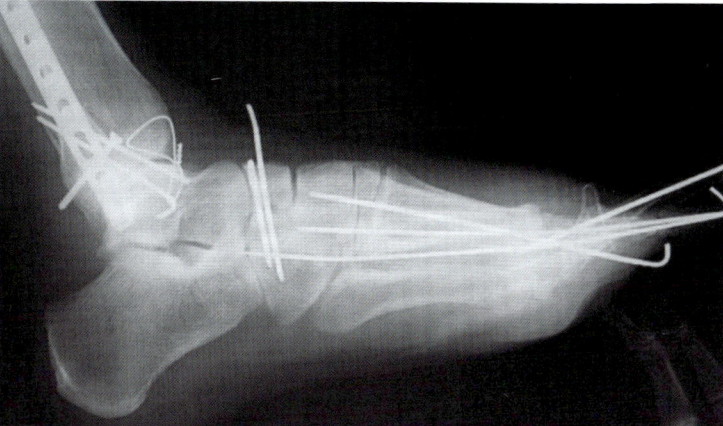

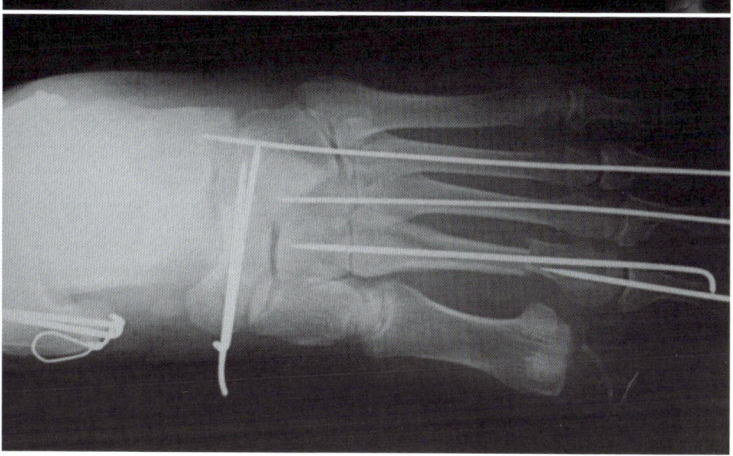

図Ⅲ-4　50歳代，男性．左下肢多発外傷（多発骨折，母趾切断）
他院で手術後に激痛が持続するため紹介された．NSAIDs（経口・坐剤）は全く無効，来院時VAS 100であった．患者の訴える痛みは妥当なものでCRPSではない．塩酸モルヒネ30 mgを経口投与して5日目にVAS 0になった．

（ステロイドの場合は大量→漸減であるので全く逆であることに注意）．

　神経損傷部の中枢側で当該神経のブロックや，Tinel signの認められる部位への局所ブロックを適宜行う．これらで効果が不十分な場合は，上肢のCRPSであれば腕神経叢ブロック，下肢のCRPSであれば腰部硬膜外ブロックを行う．

Ⅵ　CRPSかどうかはっきりしないがNSAIDsが効かない痛みが続く場合の考え方

　診断基準や判定指標に照らし合わせてもはっきりとCRPSと断定できないがNSAIDsでコントロールできない痛みが続く場合には，以下の手順で痛みの原因を特定していく．

1　NSAIDsが効かない3つの理由

　NSAIDsが効かないのは何故か？　以下の3つの理由による．

①痛みは侵害受容性疼痛であるがNSAIDsの容量が不足しているから
②痛みが神経障害性疼痛であるから
③痛みが非器質性疼痛（いわゆる心因性疼痛）であるから

　外傷後の痛みが遷延する理由の多くが①で，次いで②である．外傷性頚部症候群などの一部では③のことがあるが，一般の骨折などの場合では③はほとんどない．

2　NSAIDsの容量が不足している場合

　医師が患者の訴える痛みを妥当と思える場合（例えば重症の骨折や軟部組織損傷，阻血性の痛み）にNSAIDsが効かないのは，NSAIDsの容量が

＜早期診断治療＞　早期CRPSの考え方とその対策―超早期ステロイド療法の実際を含めて―

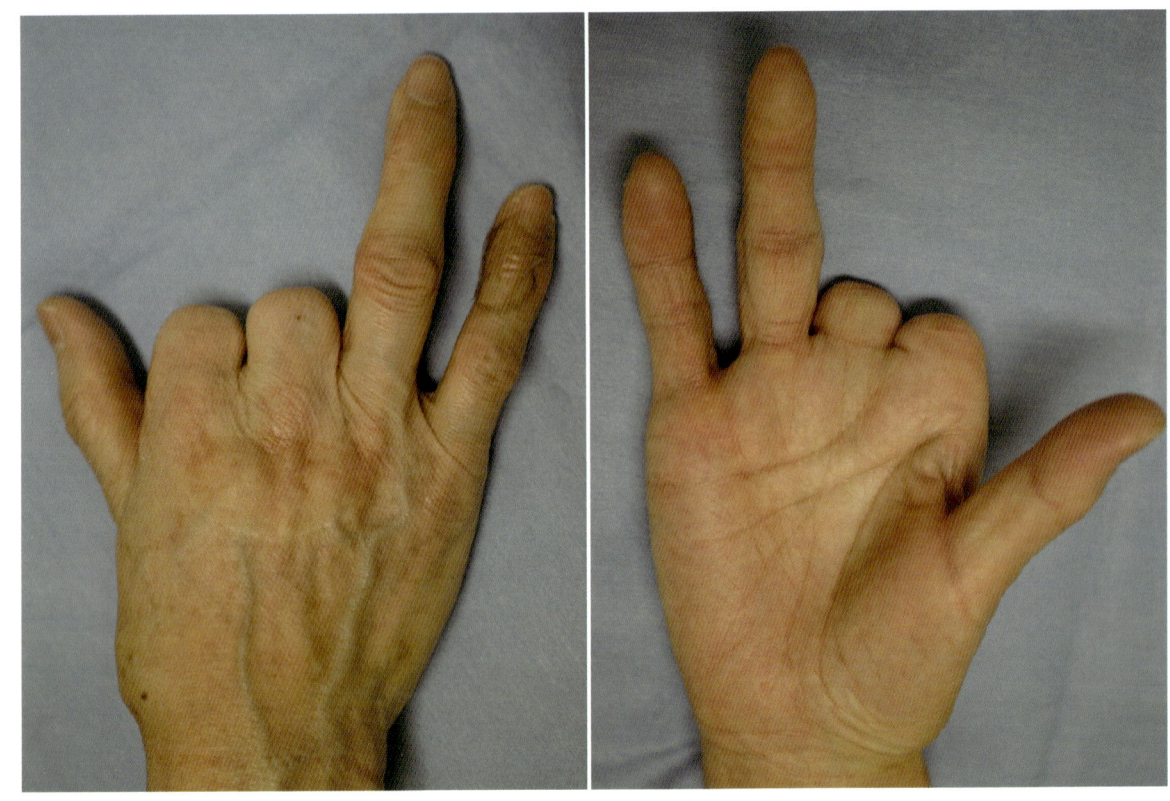

図Ⅲ-5 60歳代，女性
右示指・中指をプレス機で切断．他院で治療を受け，創は治癒したが断端の激痛が残存するため紹介された．初診時 VAS 100 であった．激痛を訴えるが診断は CRPS ではなくて断端痛である．プレガバリン 150 mg 分 2 を投与したところ VAS 15 になった．

不足していて NSAIDs での治療の限界を超えているからである．このような場合には以下の 2 通りのどちらであるかを判断して対処する．すなわち，NSAIDs には抗炎症作用と鎮痛作用があり，抗炎症作用が不足しているのか，鎮痛作用が不足しているのかを判断する．判断できれば「抗炎症作用が不足しているときはステロイド」，「鎮痛作用が不足しているときはオピオイド」を投与する．

重度の腫れ（浮腫）は抗炎症効果不十分の証拠で，ステロイドを投与する．「超早期 CRPS の治療」と全く同じである．

NSAIDs で軽快しない持続性の強い痛みを訴えるときはオピオイドを投与する（図Ⅲ-4）．非癌性の痛みに使用できて麻薬免許が不要な薬剤は，リン酸コデイン（1%散剤，5 mg 錠），トラマドール（トラマール®，トラムセット®），ブプレノルフィン（ノルスパン®）の 3 種 5 製剤である．麻薬免許があれば塩酸モルヒネ（10 mg 錠・散剤），フェンタニル（デュロテップ MT パッチ®，フェントステープ®）も使用できる．何を選んでも良いがオピオイド特有の副作用は共通である．

3 神経障害性疼痛の場合

元の外傷によって神経損傷がはっきりしていれば診断は簡単である．「末梢神経損傷が原疾患の場合の早期 CRPS の治療」と全く同じである（図Ⅲ-5）．

4 非器質性疼痛の場合

抗不安剤，抗うつ剤などを投与する．CRPS とは異なる病態である．可能な限り精神科を受診させ整形外科的治療と併行して精神科的治療を行う．この際，精神科に丸投げすると四肢の身体所見や運動機能障害について患者も精神科医も戸惑うことになるので「整形外科は関係ない」という態度は慎み，運動機能については必ずフォローしなければならない．

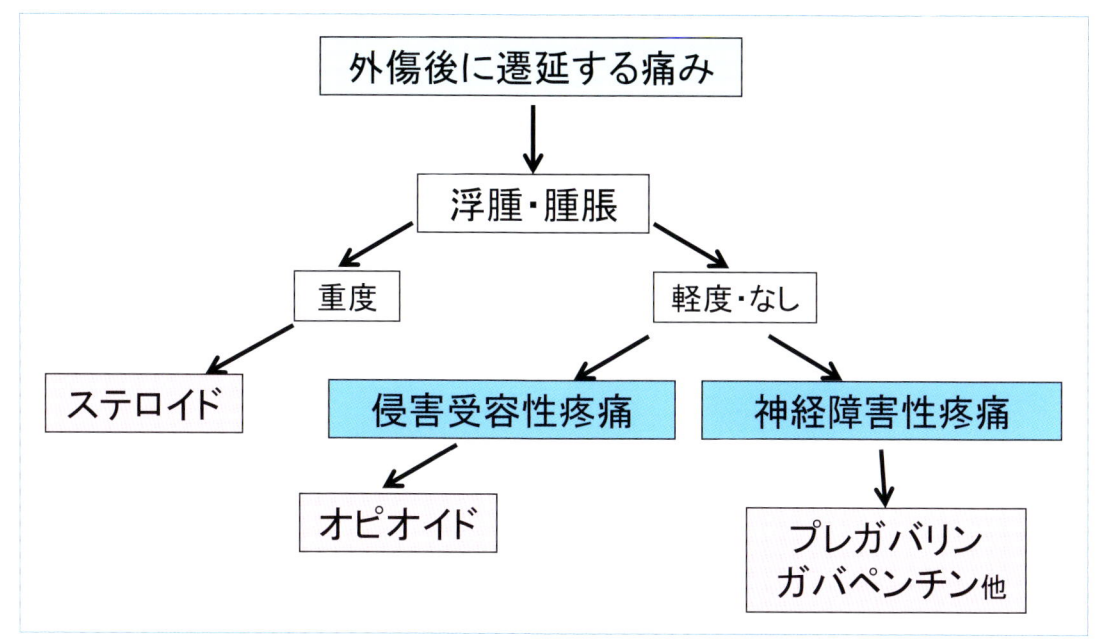

図Ⅲ-6 外傷後に長引く痛みの診断・治療戦略

Ⅶ おわりに

　現在，CRPSを知らない整形外科医は皆無と思われるが，正しく診断されて適切に対処されているかとなると依然問題がある．痛みが長引けば何でもCRPSと診断する傾向にあること，CRPSを疑っているにも関わらずNSAIDs以外の薬剤に変更されていないこと，非器質性疼痛や中枢機能障害性疼痛であるのにCRPSと考えられていることなどである．20世紀はCRPSの啓蒙期でover diagnosisが許されたが，21世紀は正しく診断し，over diagnosisをなくすことが求められている．CRPS以外の病態も含めて，正しい診断の下に，新しい疼痛治療薬を適切に選択して治療することが重要である(図Ⅲ-6)．

（古瀬洋一）

文　献

1) 井関一道，古瀬洋一：CRPS(RSD)の治療—早期ステロイド療法とリハビリテーションの役割—. MB Orthop. 18(6)：15-21, 2005.
2) 細川豊史ほか：神経障害性疼痛薬物療法ガイドライン．日本ペインクリニック学会神経障害性疼痛薬物療法ガイドライン作成ワーキンググループ編. 20-30, 真興交易医書出版部, 2011.

III. 治療

精神科からのアプローチ

CRPS様症状を訴える患者への精神科的アプローチ
―鑑別診断も含めて―

🔍 診断・治療・見極めについてのポイント

- ☑ CRPSを発症要因として明らかにされた心理的・精神医学的因子はない.
- ☑ CRPSを悪化・維持させる要因としては抑うつ気分やストレス反応などが想定されている.
- ☑ CRPSの治療戦略として精神医学的介入は有効であるが，身体的介入とのバランスが必要不可欠である.

I はじめに

そもそもCRPS様症状という定義は曖昧ではあるが，読者にはどのような患者像が浮かぶであろうか．押し並べて考えてみると，局所的な要素はありそうだが，とにかく激しい痛みやアロディニアを訴え，一般的な疼痛に対する治療を行っても反応性が乏しい患者…このようなイメージではないだろうか．いずれにしても，治療者側からみて，色々と「難しい」という印象を受けることが多いように思われる．この難しさという臨床感覚が，治療上，実に多くの影響を与えやすい．すなわち治療を効率よく行うためには，まず印象を排除して，心理・精神面の診断・評価が適切になされなくてはいけない．またこのような評価をすることの意味は臨床上，大きく2つあると思われる．1つは例えば外科手術などをきっかけに発症するCRPSの場合には，これを予測するために術前に行うべき心理評価があるかという点，またもう1つはCRPSの治療を行う際にどのような治療方法を選択すべきかを決定するために必要な評価である．

そこで本小論では，CRPS様症状を呈する患者に，心理学的評価・精神医学的診断をどのように行うべきなのかを重点的に考え，そのうえで治療としてどのような精神医学的アプローチが可能であるのかを簡単に整理してみたい．

II CRPSと心理学的因子の関連について

CRPSと心理的要因は実のところ，その「関係性」というところが問題である．臨床的な疑問点からこのことを考え直してみたい．その前に研究としては質の高いものが少なく，またCRPSと比較する対象が，正常コントロールなのか，ほかの慢性の痛みを引き起こす疾患患者なのかでは全く意味合いが変わってくることは前提として知っておきたい．このような現状を踏まえたうえで考えてみると，まずはCRPSの発症に心理学的な因子が関与するのか，また発症しやすい人格傾向などはあるのかという疑問が挙げられる．それぞれの因子については後述するが，結論から言うと，いくつかの論文を除いてCRPSの発症に特異的に寄

与する心理要因は明確ではないということになる[1]．しかし，CRPS 症状の維持や悪化については心理的要因が大きく関与しているとの報告が多い．これは痛みそのものや，それによって引き起こされる機能障害が抑うつや不安といった精神的問題を増加させることによるものだと想定されている．

1 人格傾向など

MMPI（Minnesota multiphasic personality inventory）などを用いた，人格傾向と CRPS を調べた研究は Beerthuizen らのシステマティック・レビューに詳しく述べられているので参照して欲しい[2]．まず大きく見ると，神経症気質，対人関係への敏感性，外向・内向性，精神病気質などの傾向と CRPS との関連は乏しいとの結論になっている．しかし，心気症傾向とヒステリー傾向については議論が分かれており，CRPS において心気尺度とヒステリー尺度が筋筋膜性疼痛よりも低いというものや，逆に腕神経叢損傷との比較では高いという報告などが混在している．また CRPS と転換性障害患者で心気・ヒステリー尺度に差がないとの研究もあるが，一定の結論を出すには至っていない．また，臨床上問題になりやすい，怒りの表出傾向についても積極的に関連を示す研究は少ないとしている．

2 不 安

まず CRPS 患者に日記をつけてもらい，日々の不安や抑うつと痛みの関連を追いかけるというユニークな研究がある[3]．この研究の結果では，痛みはその日の不安に影響するが，逆に不安が強い状態が痛みには影響していない．そうなると，CRPS の経過において，不安状態が痛みの原因にはなっていないということになる．また，複数のレトロスペクティブな研究では不安と CRPS には関連がないとしており，また CRPS 患者では CRPS ではない四肢の痛みを有する患者と不安に差がないとの報告もある[4]．

しかし，STAI（state trait anxiety inventory）を用いて total knee arthroplasty 術後に CRPS を発症したもの，しなかったもので比較した研究では，術前の不安が高かった群で 1 か月後の CRPS 発症と関連していると報告している[5]．また不安をその時の状態（state）と不安傾向（trait）に分け，橈骨遠位端骨折の患者において CRPS の発生を前向きに調べた研究では，状態としての不安は CRPS の発症に影響していないが，素因としての不安，すなわち不安になりやすい傾向が CRPS の発生率に影響するとされている[6]．これらの所見を総合して考えてみると，少なくとも不安そのものが CRPS を発生させることはないと言えるだろう．

3 抑うつ

抑うつも不安とともに，心理要因としてよく挙げられるものである．しかし，これまでの研究では抑うつ気分についても明確な CRPS 予測因子とならないとの報告が多い．前向き研究では抑うつ気分が CRPS の発生に影響しないとしているし[7]，不安の項目で引用した論文は抑うつ気分の評価も行っているが，これも CRPS の予測因子になっていない．しかし，6 か月後，12 か月後の CRPS の重症度が高いと抑うつを増加させるといった研究をはじめ，CRPS 患者において抑うつ症状が高率に見られるかどうかについては肯定的な研究が多いものの，否定している研究も存在する．

ここまで，不安や抑うつ症状と CRPS との直接的な関係性を示した研究が決して多くはないことを示してきたが，果たして無関係と言い切れるだろうか．確かに CRPS の予測因子ではなくても，発症後，増悪因子や維持因子として働いている可能性は低くない．また，心理要因と生物学的な評価をつなぐ研究として，CRPS 患者の血漿ノルアドレナリン，アドレナリン値がコントロールと比較して高い傾向にあり，このアドレナリン値は抑うつスケールと相関していることを示したものがある．これは，痛みを増悪させる因子として末梢循環しているカテコラミンがさらにうつ状態とも関連していることを示唆している[8]．

4 失感情症

失感情症は自らの感情を認識することの困難さ，感情を表現することの困難さ，内面より外的

表Ⅲ-4　DSM-ⅣとDSM-5における診断基準

DSM-Ⅳ-TRにおける「疼痛性障害」より抜粋	A．1つまたはそれ以上の解剖学的部位における痛みが臨床像の中心を占めており，臨床的関与が妥当なほど重要である． B．その痛みは，臨床的に著しい苦痛，または社会的，職業的，またはほかの重要な領域における機能の障害を引き起こしている． C．心理的要因が，痛みの発症，重症度，悪化，または持続に重要な役割を果たしていると判断される． D．その症状または血管は，（虚偽性障害または詐病のように）意図的に作り出されたりねつ造されたりしたものではない． E．痛みは，気分障害，不安障害，精神病性障害ではうまく説明されないし，性交痛症の基準を満たさない．
DSM-5における「身体症状症」より抜粋	A．1つまたはそれ以上の苦痛を伴う，または日常生活に意味のある混乱を引き起こす身体症状 B．身体症状，またはそれに伴う健康への懸念に関連した過度な思考，感情，または行動で，以下のうち少なくとも1つによって顕在化する． 　（1）自分の症状の深刻さについての不釣合いかつ持続する思考 　（2）健康または症状についての持続する強い不安 　（3）これらの症状または健康への懸念に費やされる過度の時間と労力 C．身体症状はどれひとつとして持続的に存在していないかもしれないが，症状のある状態は持続している（典型的には6か月以上）． ▶特定せよ 　疼痛が主症状のもの（従来の疼痛性障害），持続性 ▶重症度　軽度：基準Bのうち1つのみを満たす． 　　　　　中等度：基準Bのうち2つ以上を満たす． 　　　　　重度：基準Bのうち2つ以上を満たし，かつ複数の身体愁訴（または1つの非常に重度な身体症状）が存在する．

なことに向かいやすい傾向，空想力の乏しさなどによって特徴づけられるパーソナリティ傾向である．慢性痛患者においては失感情症の傾向が強いことが多くの研究によって支持されてきたが，CRPSと失感情症の関係について調べたものは多くない．失感情症の指標としてToronto alexithymia scale-20（以下，TAS-20）がよく用いられるが，TAS-20の得点とCRPSの発症とは関係がないとの報告もある．しかし，最近の失感情症の下位項目まで調べた横断研究では，腰痛との比較において，CRPSでは痛みの重症度と失感情症傾向とに関連があることを示している[9]．さらに研究が必要ではあるが，失感情症の評価も心理学的には必要な項目と言えるだろう．

Ⅲ　CRPSと精神医学的診断，鑑別診断を考える

この項目ではCRPSに先行する，またcomorbidity（併存症）としての精神障害について検討してみたい．半構造化面接などを行って精神科医が精神障害を診断したという論文は少ないことに注意は必要だが，心理学的要因と同様に，これまでの結論として決してCRPSと精神障害の併存が多いとは言えない．網羅的にCRPS患者の既往歴をコントロール群と比較して調べた研究では，片頭痛や骨粗鬆症は有意に多いものの，精神障害は多くなかったとしている[10]．しかし，CRPSと気分障害としての大うつ病，双極性障害，また不安障害としてのパニック障害，全般性不安障害との正確な関連は未知である．さらに，慢性痛においては精神医学的診断をするうえで考慮しなくてはいけないと思われる発達障害，パーソナリティ障害，妄想性障害などとCRPSの関係性についても今後の大きな課題である．

1　身体症状症

身体症状症は，まだ比較的馴染みのない疾病名であろうが，CRPSと最も関連が深い疾患，また問題になりやすい疾患名であるために，少し詳細に検討してみたい．まず，この身体症状症はアメ

リカ精神医学会によるDSM*-5で設定された概念であり，DSM-IVにおける疼痛性障害から変更されたものである．まずそれぞれの診断基準を表III-4に示した．改善されたと思われる点，またこれから問題になると思われる点を考えてみる．

1）概念の整理

まず間違えてはいけない，強調しておきたいことは痛みの症状は患者が意識的に生み出しているものでは決してなく，痛みとその苦悩は患者に存在するという点である．次に，この診断が器質的障害を除外するものでないということである．腰椎ヘルニアで痛みがある場合でも，身体症状症という病名は可能であり，多元的に診断してもよいのである．さらには，うつ病やパニック障害などの精神障害ですら追加できる．

ここでDSM-IVの診断基準を見てみると，痛みが問題の中心であり，社会的機能障害を引き起こし，心理的要因が痛みに影響しているということになる．ただ，「C. 心理的要因の痛みへの影響」というのは，臨床感覚としては理解可能なものの，あまり実際的ではない．例えば，対人関係のストレスが痛みに影響することは珍しくないが，これについては本人が意識できないことも多く，診療での観察だけでは十分にわからないこともあるからである．何年も診察を続けてきて，やっとそのストレスを言語化できるようになる症例があることを思えば，診断基準として判断を求められることにはやや問題がある．また，もう1つの問題はストレスの身体化という概念は歴史のある仮説であるものの，実は生物学的な証明がされているわけではなく，慎重な取り扱いが必要だということである．

さて，そこでDSM-5が出てきたわけであるが，改善点としては，これまでの「医学的に説明がつかない」（身体表現性障害）というネガティブな印象を与える考え方が排除され，また心理的要因も問われなくなった．その代わりにBの項目が追加され，身体症状に対して思考→認知，不安，行動の3つの次元で，「極端であること」が必要になった．問題として挙げておきたいのは，①極端さの判断はやはり難しいものであることと，②多くの病態に対してこの診断がつけられ過ぎる危惧があることである．例えば痛みが激しい時には極端な思考や行動パターンが見られても，痛みがおさまれば行動障害が正常化することもあり，すべての状態に対してこの診断がなされるとすれば過剰診断になるだろう．

IV CRPSと精神医学的治療について

さて，これまで述べてきたような評価・診断を行ったうえで，精神医学的治療を考えることになる．多くの総説で，以下に述べるような治療方法がCRPSに適応になるとしているが，実際の効果を厳密に検証したものはほとんどない[11]．しかし，困難になりやすいCPRS臨床の現場としては精神医学的治療論の考え方を取り入れることには大きな意味があると思われる．そこで，これから一般的な慢性痛に適応される治療法を簡単に概説する．詳細については成書を参考にして欲しい．

1 心理教育

痛みが強いことは，痛みに対する認知を歪めてしまう可能性がある．まずは患者が正確に痛みの理解ができるよう進めたい．そこで，生物学的な痛みの説明，ゲートコントロール理論の障害，痛みに影響する心理状態などについて根気強く解説を重ねていく．何よりも気をつけなくてはならないのは，一方的な情報提示ではなく，治療者として患者の痛みをまずはそのまま受け入れ，痛みの苦悩を理解したいという姿勢を続けることである．また，治療目標の設定も大切であり，痛みの完全な除去という患者の願いを，生活の質や生活

＊DSM（diagnostic and statistical manual of mental disorders）は米国精神医学会による精神障害の分類と診断の手引きである．これは世界保健機関（WHO）による疾病および関連保健問題の国際統計分類（ICD）とともに国際的に頻用されている．

機能の改善という目標に変えることができるかという点も治療成否の鍵になってくる．

2　認知行動療法

認知行動療法とは適応的な問題解決方法を患者とともに考えながら，その問題を患者自ら処理できるようなトレーニングを意味する[12]．特にCRPSの増悪因子としては不動化が広く知られており，認知への介入と同時に積極的な行動への介入も求められる．認知面では自然に発生してしまう痛みに対するネガティブな考え方(自動思考)を適応できるような考え方にシフトさせ，それを評価する．また行動面では，特に痛くて動かせない→痛いので動かせないという回避行動パターンを動けるような形に変化させる．これは理学療法士とともにペーシングに注意しながら進めていくことが望ましい．実はこの理学療法的な介入と認知行動療法の組み合わせについてのみ，小児のCRPSに対して前向き，無作為化された研究がある[13]．この報告によると，痛みや機能障害に対して有意な効果が得られ，さらに6～12か月後のフォローアップでも効果が持続していたとされている．このような研究が進んで治療方法として確立することが強く望まれる．

3　自律訓練法

自律訓練法では身体的にリラックスした状態を得ることを目標にする．先述したように，CRPSではカテコラミンの遊離が増加していると推定されており，これがストレス状態や筋緊張と関連していると考えられる．そうであれば，自らリラックスできるようにトレーニングし，心拍数や末梢血流量がある程度コントロール可能になれば交感神経に依存するような痛みへの効果も期待できることになる．特に，「気持ちがとても落ち着いている」「手足が重たい(筋弛緩)」「手足が温かい(末梢血管拡張)」というイメージ，感覚を得ることが肝要とされる．

このような精神療法的なアプローチ以外にも精神医学的に考えておくべき治療としては，向精神薬を用いた薬物療法(本書の薬物療法を参照：47頁～)や，反復経頭蓋磁気刺激(rTMS)，電気けいれん療法(ECT)などもある．しかし慢性痛には適応されることがあるこれらの方法も，CRPSに対してはまとまった研究がほとんどない．ただ，rTMSに関しては，運動野M1に連続刺激を与えると，一過性ではあるが痛みが減弱することが報告されている．特筆すべきことは，この刺激では抑うつ気分に対して全く効果がなかったことである[14]．これは抑うつ気分とCRPSにおける痛みの関係を生物学的に理解するためには意味のある所見であろう．

V　症　例

最後に具体的に2つの症例を挙げて，心理的要因と痛みについて考えてみたい．なお症例は筆者が担当した患者を何症例かまとめ，特定できないようにしたものである．

症例1：9歳，男児
主　訴：痛くて歩けない．
病前性格：明るい性格，勤勉
初診時：体育の授業中に右足を強打してから痛みが出現．大学病院の小児科，整形外科，神経内科などを受診．画像検査，神経伝導速度など精査されたが，器質的異常は見られなかった．しかしNSAIDsなどを処方され1か月経過しても，痛みは軽減せず，歩行も不安定であった．また，手指振戦により書字もできなくなった．CRPSが疑われて発症2か月目に当院を紹介され受診した．
初診時所見：母親とともに受診した．麻酔科医の診察では足を痛がり，触診も困難であった．激しいアロディニアを認めたが，足背動脈の触知は可能であった．精神科医の面接では大声で痛がるものの，質問に対してややおどけた答え方をした．痛みの表出と比較して，どこか深刻味に欠ける印象であった．学校生活についても楽しいと，抑うつ気分は否定した．皮膚変色は軽度ながら認めたが，腫脹や骨萎縮は見られなかった．
治療経過：薬物療法として抑肝散(ヨクカンサン)を開始．痛くて

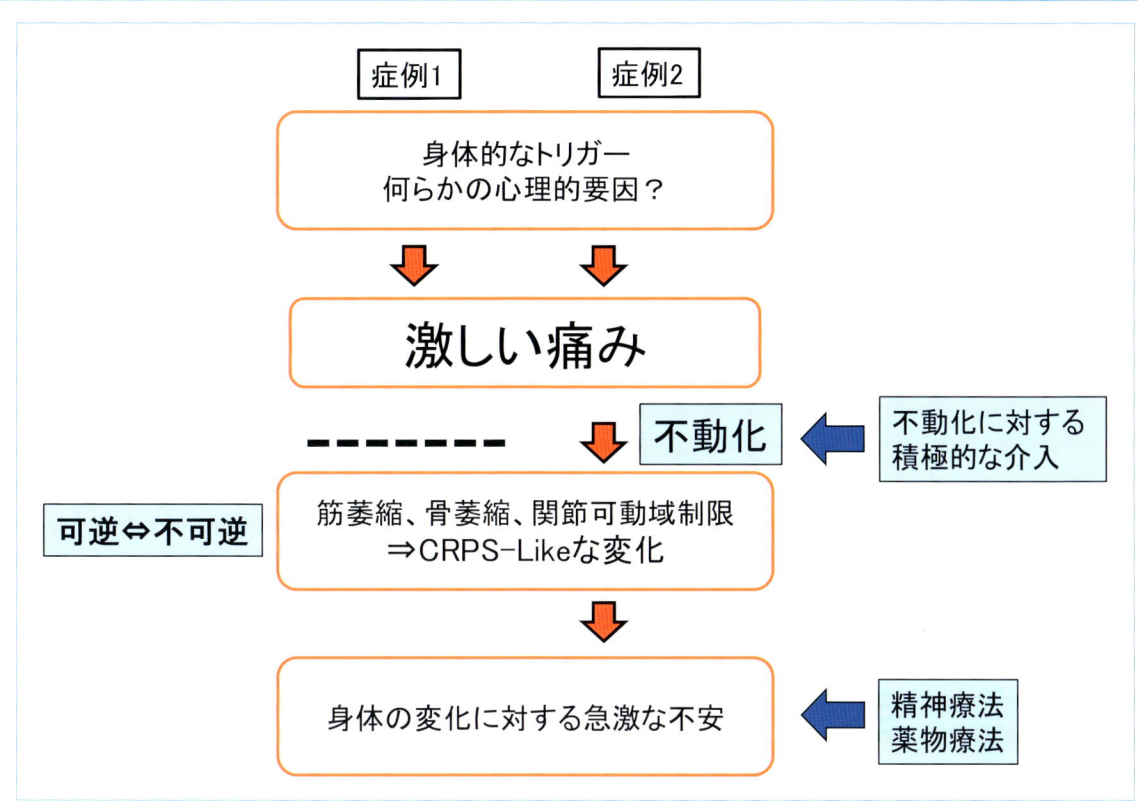

図Ⅲ-7 症例1と2の相違点

も足を動かすトレーニングが必要であることを繰り返して説明した．母親との面接のなかでは，担任の先生が怒る姿を見て怯えているようだと，学校内での問題も浮き上がってきた．しかし，面接内で本人が学校の辛さを語ることはなかった．精神療法と運動の指導を続けている間に，徐々に痛がる回数は減少した．6か月経過し，松葉杖は手放さないものの，日常生活には全く制限なく過ごせるようになった．

症例2：20歳，女性
主訴：右手が痛くて動かせない．
病前性格：真面目な性格で，成績も優秀
現病歴：職場で転倒し右橈骨遠位端骨折．整形外科を受診し，治療により回復したものの，次第に激痛を訴え始めるようになった．再度，整形外科を受診し画像検査などを行ったが，神経学的にも異常はなかった．しかし，痛みは軽減することなく2か月後からは激しい自発痛やアロディニアで手を動かすことができなくなった．発症1年後CRPSとして当院を紹介され受診した．

初診時所見：腕をタオルでぐるぐる巻きにしており，整形外科医による診察ではとにかく痛がり，患部の診察の検査も困難であった．関節可動域は制限されており関節拘縮が見られ，骨萎縮や皮膚萎縮も顕著であった．精神症状としては病的不安が顕著であり，日常生活にも支障をきたしていた．

治療経過：整形外科的アプローチとして装具を作成，少しずつ手首を曲げる目標を立てた．心理的な問題は当初明らかではなかったものの，数を繰り返して数える，鍵の確認でなかなか外出できないといった強迫性障害が経過の中で明らかになった．オピオイド，抗てんかん薬などの薬物療法の効果は乏しかったが，痛みへの心理教育を行い，運動療法により徐々に関節が動くようになった．それに伴い，強迫症状は残存したものの，当初見られた激しい不安状態は著明に改善し日常生活も自立へと向かった．

症例1はCRPSの診断基準を満たさないが，強い痛みの程度と比して患者の切迫感，不安感が目立たなかったものである．一方，症例2は診断基準を満たし，激しい恐怖が持続していた．どちらの症例も，痛みにつながるような心理的要因は明らかにならなかったが，それでも精神医学的な介入は必要であった．痛みから不動化，さらに痛みの増悪という悪循環はすでによく知られた考え方であるが，筆者としてはここに情動面の変化という視点を加えてみたい．身体的に不可逆性の変化が生まれた時，患者は無意識下ではあるが，「戻れなくなるかもしれない」との恐怖を症例2のように感じるようになるのではないか．また症例1ではそこまでに至っておらず，患者自身の不安は軽度であったとは考えられないだろうか．つまり，患者が表出する情動的側面に注目することは，治療介入の方法を考えるためだけではなく，病態理解にもつながるという点でも意義深いと思われる（図Ⅲ-7）．

Ⅵ 最後に

CRPSへの精神科的なアプローチはまだ定式化されたものとは言えないが，自殺念慮がCRPS患者に多く見られるという事実からも，その必要性は明らかである．しかし，同時に治療者の陰性感情から患者を精神科疾患にのみ追いやることは決してあってはならない．今まさに，精神的な問題を無視しない，しかしその逆に心理的要因に偏り過ぎないといった絶妙な臨床的バランス感覚が治療者に求められていると言えるだろう．

（西原真理）

文 献

1) Hill RJ, et al：Rethinking the psychogenic model of complex regional pain syndrome：somatoform disorders and complex regional pain syndrome. Anesth Pain Med. 2(2)：54-59, 2012.
2) Beerthuizen A, et al：Is there an association between psychological factors and the Complex Regional Pain Syndrome type 1(CRPS1)in adults? A systematic review. Pain. 145(1-2)：52-59, 2009.
3) Feldman SI, et al：Pain, negative mood, and perceived support in chronic pain patients：a daily diary study of people with reflex sympathetic dystrophy syndrome. J Consult Clin Psychol. 67(5)：776-785, 1999.
4) Bruehl S, et al：Psychological differences between reflex sympathetic dystrophy and non-RSD chronic pain patients. Pain. 67(1)：107-114, 1996.
5) Harden RN, et al：Prospective examination of pain-related and psychological predictors of CRPS-like phenomena following total knee arthroplasty：a preliminary study. Pain. 106(3)：393-400, 2003.
6) Dilek B, et al：Anxious personality is a risk factor for developing complex regional pain syndrome type Ⅰ. Rheumatol Int. 32(4)：915-920, 2012.
7) Daviet JC, et al：Clinical factors in the prognosis of complex regional pain syndrome type Ⅰ after stroke：a prospective study. Am J Phys Med Rehabil. 81(1)：34-39, 2002.
8) Harden RN, et al：Increased systemic catecholamines in complex regional pain syndrome and relationship to psychological factors：a pilot study. Anesth Analg. 99(5)：1478-1485, 2004.
9) Margalit D, et al：Complex regional pain syndrome, alexithymia, and psychological distress. J Psychosom Res. 77(4)：273-277, 2014.
10) de Mos M, et al：Medical history and the onset of complex regional pain syndrome(CRPS). Pain. 139(2)：458-466, 2008.
11) Bruehl S, et al：Psychological and behavioral aspects of complex regional pain syndrome management. Clin J Pain. 22(5)：430-437, 2006.
12) マイケル・J・カズンズ AM：自分で「痛み」を管理しよう―慢性痛に順応する積極的取り組み，真興交易医書出版部，2011.
13) Lee BH, et al：Physical therapy and cognitive-behavioral treatment for complex regional pain syndromes. J Pediatr. 141(1)：135-140, 2002.
14) Picarelli H, et al：Repetitive transcranial magnetic stimulation is efficacious as an add-on to pharmacological therapy in complex regional pain syndrome(CRPS)type Ⅰ. J Pain. 11(11)：1203-1210, 2010.

III. 治療

薬物療法①

CRPSの薬物療法
―病状，病期による薬物の選択―

> 🔍 **診断・治療・見極めについてのポイント**
> ☑ 本症を疑った場合，早期に治療を開始する．
> ☑ 病期に見合った治療法（薬）の選択を行う．
> ☑ 治療のゴールは，身体機能の改善である．

I はじめに

複合性局所疼痛症候群（complex regional pain syndrome；CRPS）の症状のうち，薬物療法の対象となるのは「痛み」が主である．痛みを軽減させ，いかに患肢の機能を改善させるかが重要な治療のゴールとなる．CRPSは初期には強い炎症症状が前面に出ることが特徴の1つであり，末期には関節拘縮，四肢機能の全廃に至る．病期に合わせた薬物の選択も考慮すべきである．

II CRPSの病期

CRPSとしての病期については，IASP（国際疼痛学会）の新しい基準では特に定められていないが，従来より用いられてきたRSD（反射性交感神経性ジストロフィー）の病期は以下の通りであるので，参考のため記載する．

CRPS（文献ではRSDの病期として掲載されている）の病期については，以下のように分類されている[1]．

[Stage 1：発症から3か月，急性期]

初期は外傷に見合った程度の疼痛であるが，外傷が治癒傾向にあっても痛みは持続するか増悪し，次第に灼熱痛となる．浮腫が発生し，皮膚は発赤し，皮膚温度は上昇する．発汗過多となり，1か月を経過する頃にはX線検査上，骨萎縮が発現し始める．疼痛範囲の拡大が起こる症例もある．交感神経過緊張状態では血管収縮のため皮膚温度が低下する症例もある．

[Stage 2：発症後3～9か月，亜急性期]

疼痛はさらに増強し，浮腫は硬くなり，関節の拘縮が起こる．皮膚は蒼白となり乾燥してきて，萎縮が起こる．骨萎縮は増悪する．

[Stage 3：発症後9か月以上，慢性期]

疼痛の程度は低下する場合がある．関節拘縮や皮膚萎縮は増悪し関節可動域が失われ，廃用性萎縮が起こる．

III CRPSの薬物療法

1 初期における治療[2]

通常の創傷治癒の経過以上に痛みや浮腫などが持続する場合には，オーバーダイアグノーシスでもよいので，その後CRPSに移行する可能性を考慮して早期から治療を開始する．CRPSの初期は，組織の過剰な炎症状態が存在することが特徴である．従って，この時期には抗炎症作用を有する薬

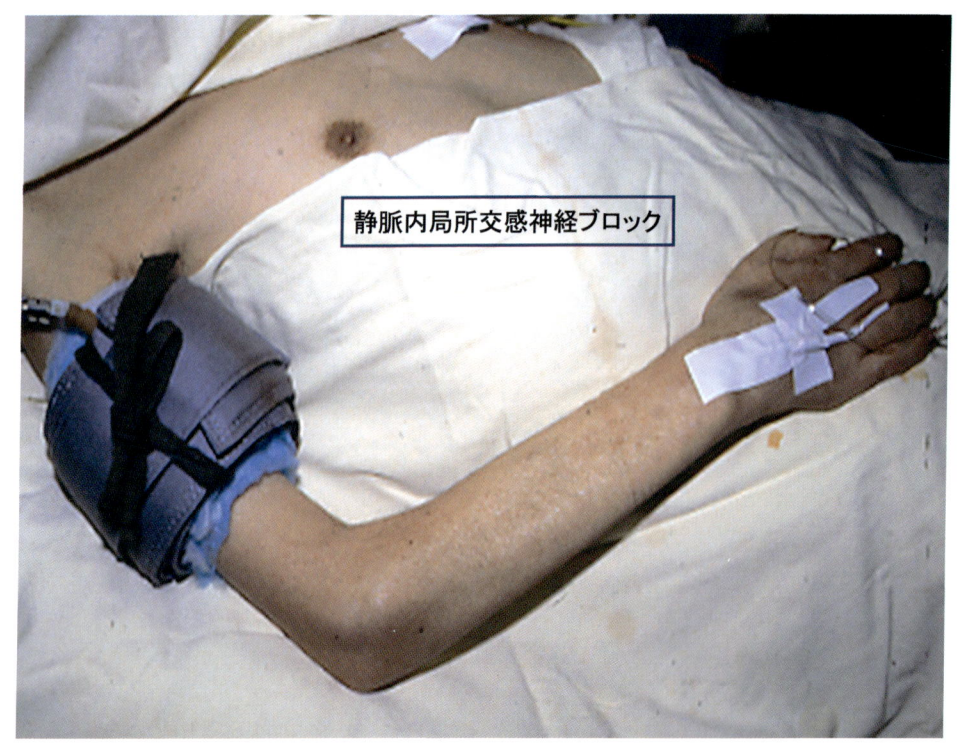

図Ⅲ-8　静脈内局所交感神経ブロック

物であるステロイド薬が適応となる．プレドニゾロンの漸減療法を行う．50〜60 mg/日から開始し，数日ごとに減量していき，2週間前後で終了する．

さらに積極的な方法としては，ダブルタニケットによる局所静脈内麻酔の要領で，1％リドカイン 20 ml とベタメタゾン 20 mg の混合液を用いて 40分間の局所注入を週2回行う（図Ⅲ-8）．この場合には，リドカインが奏効している間にマニピュレーションとマッサージを行い，関節拘縮の解除を行う．

2　薬物療法[3)4)]（表Ⅲ-5）

薬物療法は痛みの治療においても重要な治療法である．様々な薬物が用いられるが，表Ⅲ-5にCRPSに用いられる薬物を挙げた．

1）局所麻酔薬とそのアナログ[5)]

損傷された神経線維に発現した異所性のナトリウム・チャネルを遮断したり，疼痛伝達神経からのP物質の放出抑制を目的にリドカインが用いられる．1.5〜5 μg/ml の血中濃度が治療域である．血中濃度を測定しつつ点滴静注するのが望ましい

が，便宜的には，まず1 mg/kg のリドカインを静脈内注入したあと，同量を生理食塩水中に混じ，30分かけて点滴静注する．治療回数や頻度には一定のものはないが，痛みの消長をみながら1日1回で数日行う場合が多い．症状が固定化し，日常生活が送れるような症例には，1〜2週に1回，外来にて先述の療法を行っている．

リドカインの静脈内注入で一時的な鎮痛に留まる場合には，リドカインのアナログであるメキシレチンの内服を行う．通常 300〜450 mg/日を3回に分けて服用する．事前に心伝導障害の有無を心電図で検査しておく．

2）抗けいれん薬[6)]

ナトリウム・チャネル遮断作用を期待して用いられる．電激痛やビリビリとした痛みがある場合に適応となる．プレガバリンが本邦でも市販され，期待される薬物である．服用開始早期のふらつき，眠気，発疹，長期服用時の顆粒球減少，肝機能障害に注意が必要である．フェニトイン 200 mg/日やフレカイニドも適応となる．ガバペンチンが市販されたが本邦では本疾患に対し保険適応がな

い．欧米では 1 日 600〜2,400 mg 程度の内服により良好な効果を挙げていると報告されている[7]．

3）抗うつ薬[6)7)]

中枢神経内の下行性疼痛抑制系神経の神経伝達物質であるノルアドレナリン，セロトニンの再吸収を遮断することによりこれらの神経系の作用を増強し，鎮痛効果を現すとされている．慢性的な疼痛によるうつ状態の改善も疼痛の改善に寄与していると考えられる．ノルアドレナリンとセロトニンの両方に作用する三環系抗うつ薬が鎮痛作用において優れている．塩酸アミトリプチリン 10 mg の就寝前服用から開始し，効果を観察しつつ 60 mg/日程度まで増量する．眠気やふらつきなどのほか，抗コリン作用による口渇，尿閉，眼圧上昇などに注意が必要である．副作用が強いときには，選択的セロトニン再吸収阻害薬のフルボキサミンや，セロトニン，ノルアドレナリン再吸収阻害作用を持つが副作用が少ないとされるミルナシプランに変更する．

4）ワクシニアウイルス接種家兎炎症皮膚組織抽出物（ノイロトロピン®）[8)9)]

本剤にはブラデイキンの産生抑制作用や，下行性疼痛抑制系賦活作用があることが判明し，CRPS の治療に用いられている．内服，静注で用いるが，CRPS に対する用量については確立されていない．

5）抗セロトニン薬[6)]

痛みの伝達にセロトニンが関与している．また，CRPS 罹患部の血流改善を目的にして用いられる．5-HT2 受容体拮抗薬である塩酸サルポグレラート 300 mg/日を内服させる．

6）交感神経遮断薬[6)]

フェントラミンの点滴静注，レセルピンを用いた局所静脈内交感神経ブロックが行われる．α遮断薬のプラゾシン，ドキサゾシンの内服も検討されている．

7）オピオイド（麻薬性鎮痛薬）[10)11)]

従来，オピオイドは神経障害性疼痛には効果が少ないとされてきたが，最近，CRPS なども含め

表Ⅲ-5　CRPS の治療に用いられる薬物
（保険適応に注意）

抗不整脈薬
　リドカイン（キシロカイン）
　メキシレチン（メキシチール）
抗けいれん薬
　カルバマゼピン（テグレトール）
　フェニトイン（アレビアチン）
　バルプロ酸（デパケン）
　クロナゼパム（リボトリール，ランドセン）
　ガバペンチン（ガバペン）
　プレガバリン（リリカ）
抗うつ薬
　アミトリプチリン（トリプタノール）
　ノルトリプチリン（ノリトレン）
　デシプラミン（パートフラン）
　マプロチリン（ルジオミール）
　フルボキサミン（デプロメール）
ワクシニアウイルス接種家兎炎症皮膚組織抽出物
　（ノイロトロピン）
抗セロトニン薬
　サルポグレラート（アンプラーグ）
交感神経遮断薬
　フェントラミン（レギチン）
　プラゾシン（ミニプレス）
　クロニジン（カタプレス）
オピオイド
　リン酸コデイン
　トラマドール製剤（トラムセット，トラマール）
　フェンタニール皮膚貼付薬
　（デュロテップ MT パッチ，ほか）
　塩酸モルヒネ
NMDA 受容体拮抗薬
　ケタミン（ケタラール）
　デキストロメトルファン（メジコン）
外用薬
　カプサイシンクリーム
　高濃度リドカインゲル
　クロニジンクリーム（自家製）
その他
　漢方薬
　カルシウム拮抗薬

（　）は商品名

た非がん性慢性疼痛に対してもオピオイドが有用な症例があることが報告されている．モルヒネという言葉に抵抗がある場合にはリン酸コデインから始めると患者の薬物に対するコンプライアンスが良好となる．リン酸コデインは1回 20〜30 mg の1日 3〜4 回服用から開始する．効果を見ながら徐々に増量し，1 回量で 60 mg 程度まで増量する．1 日量で 300 mg を超えると臨床的に有効限界に達するので，その場合はモルヒネ製剤に変更する．リン酸コデインからモルヒネに変更する際

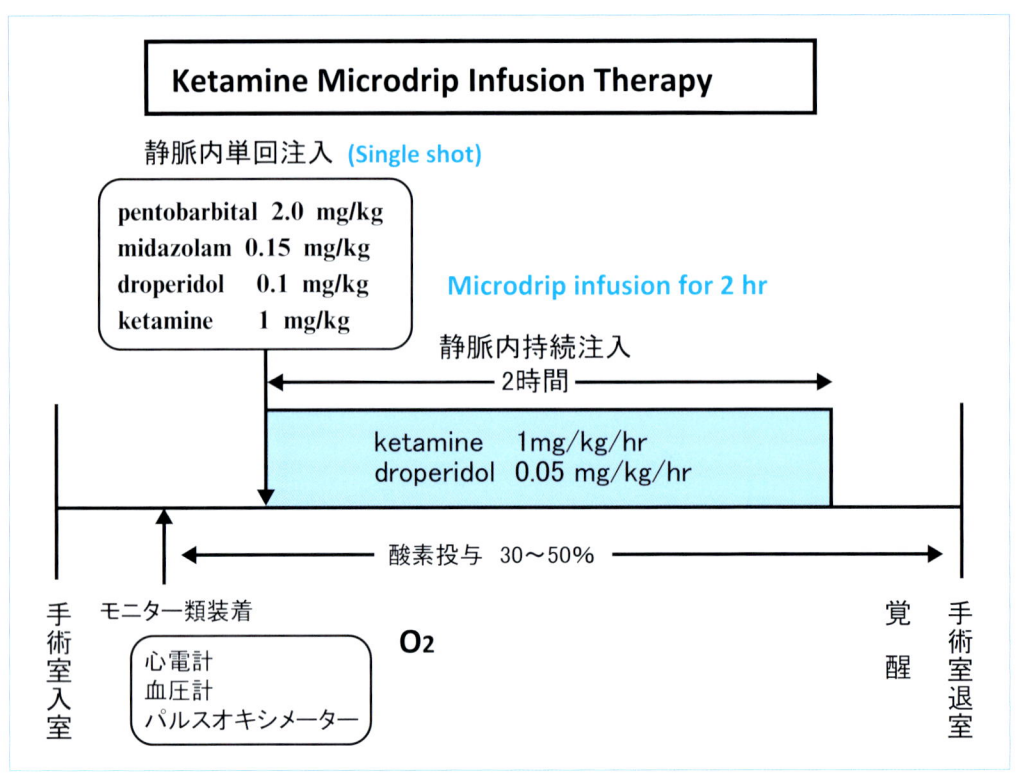

Ketamine Microdrip Infusion Therapy

静脈内単回注入 (Single shot)

- pentobarbital 2.0 mg/kg
- midazolam 0.15 mg/kg
- droperidol 0.1 mg/kg
- ketamine 1 mg/kg

Microdrip infusion for 2 hr

静脈内持続注入 2時間

ketamine 1mg/kg/hr
droperidol 0.05 mg/kg/hr

酸素投与 30〜50% O₂

手術室入室 → モニター類装着（心電計，血圧計，パルスオキシメーター）→ 覚醒 → 手術室退室

図Ⅲ-9　我々が行っているケタミン点滴療法
手術室内で通常の手術・麻酔時と同様な管理下に行う．

は，リン酸コデインの服用量の1/6量から始める（例：リン酸コデイン1日300mgの場合，モルヒネ開始量は1日50mg）．2015年現在，非がん性疼痛に対して保険適応となっているモルヒネ製剤は塩酸モルヒネのみであり，徐放性製剤（MSコンチン，カデイアンなど）は用いることができない．最近では弱オピオイド製剤としてトラマドール製剤が市販されており保険適応もあることから用いやすい薬物である．またフェンタニール皮膚貼付薬も慢性非がん性疼痛に対して用いることができるようになっている．オピオイドの副作用である便秘，嘔気に対しては，オピオイド服用開始と同時に緩下剤，制吐剤の服用が必須である．

8）NMDA（N-methyl-D-aspartate）受容体拮抗薬（ケタミン，デキストロメトルファン）[12)13)]

CRPSの発生や痛みの維持にNMDA受容体を介した脊髄や中枢神経の過敏化が関与している．そこでこの受容体拮抗薬による治療が行われ，見るべき効果が報告されている．静脈麻酔薬であるケタミンはこの受容体の非特異的拮抗薬であり，点滴静注，内服，硬膜外注入として用いられる．図Ⅲ-9に我々が行っているケタミン点滴療法の方法を示した．

手術室にて全身麻酔時と同様な全身管理下に施行する．ケタミンによる悪夢や覚醒後の精神症状の発生を予防するため，ドロペリドール，ミダゾラムなどを静注したあと，ケタミン1mg/kgを単回静注し，引き続き1mg/kg/hrで2時間就眠させる．ケタミンの量や点滴持続時間に検討の余地はあるが，この方法で治療した20症例中，4例では完全な痛みの消失，7例では数か月続く痛みの緩解を見ている．残りの9例では一時的あるいは不完全な鎮痛に止まっているが，全例において退院後は1〜4週に1回，ごく少量（5mg）のケタミンの単回静注を外来で行って，日常生活の質には程度の差があるものの，外来通院治療で対処可能となっている．

鎮咳剤のデキストロメトルファンもケタミンと

50　複合性局所疼痛症候群（CRPS）をもっと知ろう —病態・診断・治療から後遺障害診断まで—

神経障害性疼痛薬物療法アルゴリズム

第一選択薬【複数の病態に対して有効性が確認されている薬剤】
- ◇三環系抗うつ薬（TCA）
  ノルトリプチリン、アミトリプチリン、イミプラミン
- ◇Caチャンネルα2δリガンド
  プレガバリン、ガバペンチン

※下記の病態に限りTCA、Caチャンネルα2δリガンドと共に第一選択薬として考慮する

ノイロトロピン	◇SNRI デュロキセチン	◇抗不整脈薬 メキシレチン	◇アルドース還元酵素阻害薬 エパルレスタット
PHN	有痛性糖尿病性ニューロパチー		

※※三叉神経痛だけは特殊な薬物療法が必要
第一選択薬
- カルバマゼピン
  三叉神経痛

第二選択薬【1つの病態に対して有効性が確認されている薬剤】
- ◇ワクシニアウイルス接種家兎皮膚抽出液含有製剤（ノイロトロピン）
- ◇デュロキセチン
- ◇メキシレチン

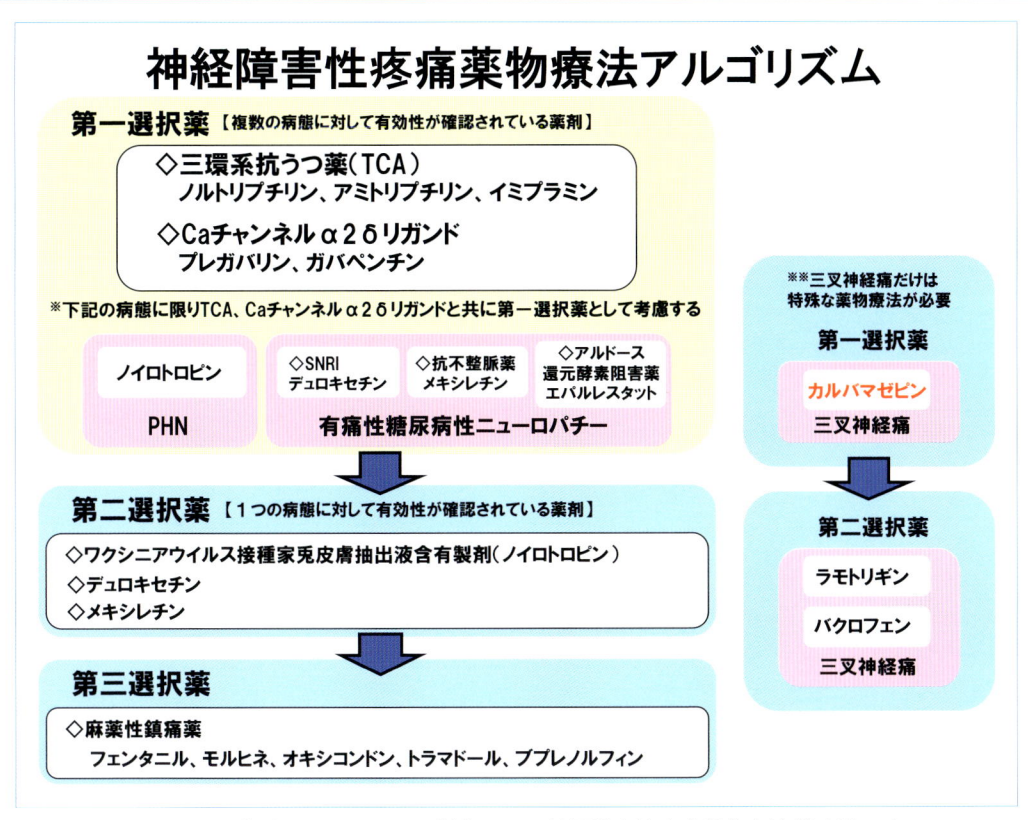

第二選択薬
- ラモトリギン
- バクロフェン
  三叉神経痛

第三選択薬
- ◇麻薬性鎮痛薬
  フェンタニル、モルヒネ、オキシコドン、トラマドール、ブプレノルフィン

図Ⅲ-10　日本ペインクリニック学会による神経障害性疼痛薬物療法ガイドライン

同様の作用を持ち、経口投与ができるが、通常量では鎮痛効果は弱い.

9）外用薬[14]

P物質枯渇薬のカプサイシンクリーム、高濃度リドカインゲルが用いられる.

10）その他の薬物

漢方薬や、循環改善を目的としたカルシウム拮抗薬などが用いられている.

3 日本ペインクリニック学会が提唱した神経障害性疼痛の薬物療法ガイドライン（図Ⅲ-10）[15]

2011年に日本ペインクリニック学会による神経障害性疼痛薬物療法ガイドラインが示されている. エビデンスの高い論文を基に策定されたガイドラインであり、国際疼痛学会によるガイドラインなどとほぼ同様な内容となっている. そこでは第一選択薬として抗うつ薬か抗痙攣薬のプレガバリンが挙げられ、第二選択薬としては疾患特性がある薬物、そして第三選択薬としてオピオイド製剤が挙げられている. CRPSの治療薬選択の基準としてこのガイドラインを参考にして治療をすすめるのがよいであろう.

4 神経障害性疼痛に用いられる薬物のNNT[3)16]

NNT（number needed to treat）とは、ある病態に対し薬物を用いた場合、1人の患者に50％の効果（鎮痛）を得るのに何人の患者にその薬を投与したか、を示す値である. 例えばNNT＝3.4の薬物は3.4人にその薬物を投与して初めて1人の患者が50％の除痛が得られたことを意味する. よってNNT＝1の薬物は有効率100％であることを示す. NNTは最近、薬物の臨床的効果の程度を表す指標としてよく用いられている. 図Ⅲ-11に神経障害性疼痛に対して用いる薬物のNNT値を示している[16]. これによると本邦で市販されている薬物のうち、三環系抗うつ薬が最も高く、次いでカルバマゼピン、オピオイド、トラマドール、ガバペンチン、メキシレチン、SNRI、NMDA受容体拮抗薬、SSRI、リドカインの局所使用となっている. すなわち、三環系抗うつ薬が第一選択薬とされる.

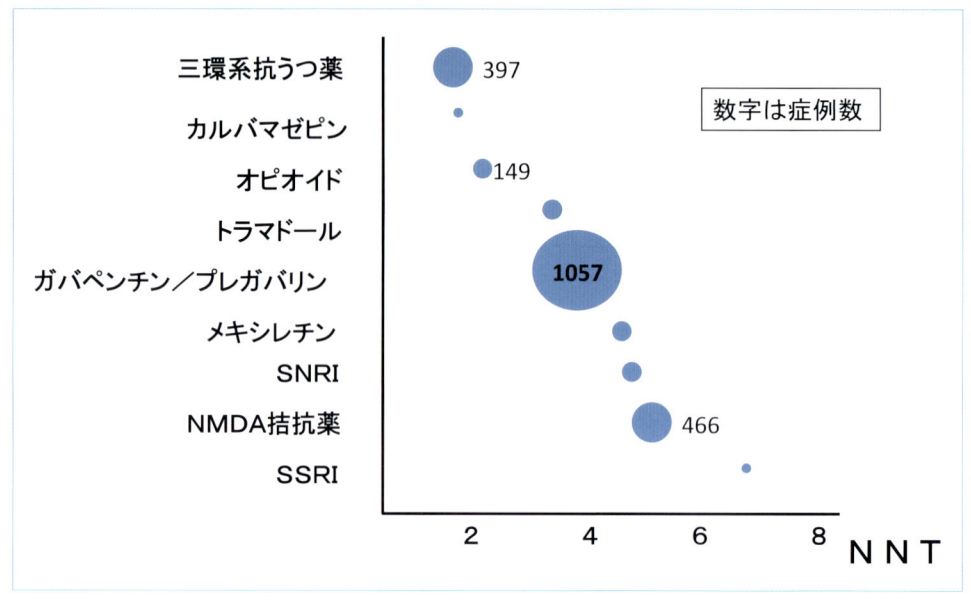

図Ⅲ-11　末梢性神経障害性疼痛に用いられる薬物のNNT（文献16より）

市販されている薬物のなかには，神経障害性疼痛に保険適応がないものがあるので注意が必要である（2015年現在）．

5　薬理学的疼痛機序判別試験(drug challenge test；DCT)[17)18)]

CRPSの機序には交感神経が関与するもの，末梢神経線維や中枢神経系の機能的・器質的変化によるものなど一様ではない．そこで治療薬や治療法の選定には，その患者の疼痛機序を判別する必要がある．DCTは鎮痛に関与するいくつかの薬物を少量ずつ静注し，痛みの消長を観察することによりその機序を推察しようとする方法である．交感神経が関与しているかどうかはフェントラミンで，神経線維の異常な異所性の興奮の有無をリドカインで，NMDA受容体を介する機序の有無をケタミンで，中枢神経の過敏化の有無をバルビツレートで試験する．

薬理学的疼痛機序判別テストの方法：輸液剤で静脈を確保する．点滴の側管から，まずプラシーボとして生理食塩水を2回静注し，その後，試験薬物（フェントラミン，モルヒネなど）を5分間隔で注入する．注入前の疼痛を10点とすると，それがどの程度まで減少したかを問診する．我々は50％以上の疼痛減少が認められた場合を反応例（陽性例）としている．リドカインは1 mg/kgを静注後，1 mg/kgの量を30分かけて点滴静注しながら問診する．モルヒネテストでは疼痛が減少したことを確かめたあと，ナロキソンを静注してその鎮痛が拮抗されることを確認しておく．検査は原則として1回の検査に1薬物とする（詳細は文献17，18を参照）．

試験の結果によってその後の治療法を選択する．フェントラミンで反応した（鎮痛された）症例ではその後，交感神経ブロックを適応する．リドカインテスト陽性例ではリドカイン点滴療法やメキシレチンを開始する．バルビツレートに反応した症例ではペントバルビタール・カルシウム錠の服用を行う．ケタミン反応例ではケタミン点滴療法，ケタミン内服（院内製剤でシロップ，錠剤としている）を行う．モルヒネ反応例ではコデインやモルヒネの処方を行う．このようにDCTは病態に合わせた治療法の選択に有用である．テストの結果と治療結果との不一致も指摘されているが，無用な薬物による多剤併用による弊害の予防にも役立つと考えられる．CRPSの治療に当たっては，その病態の把握においてほかの診断法と併用して試みるべき試験と考えられる．

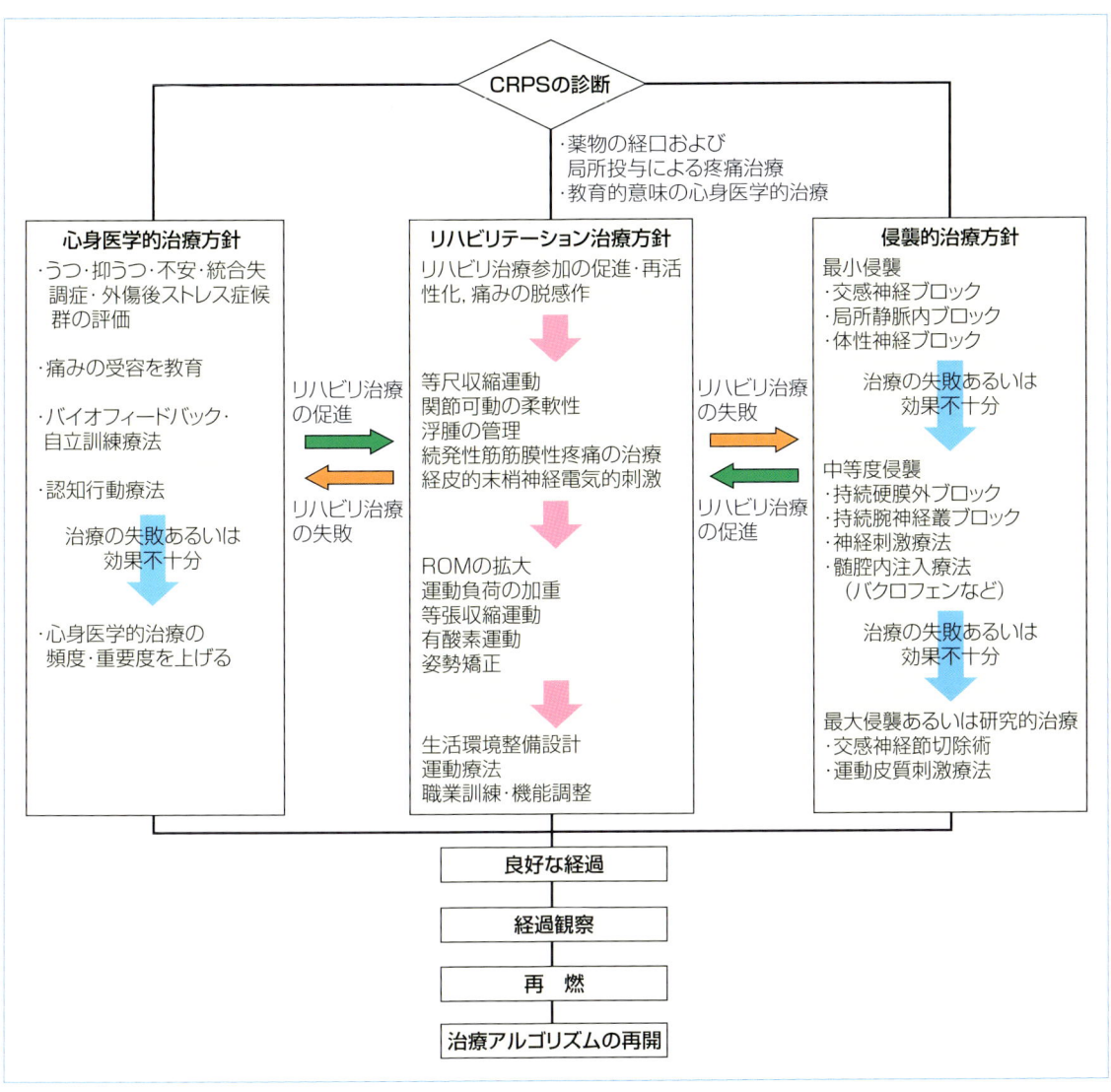

図Ⅲ-12　CRPSの治療アルゴリズム
（文献20をもとに住谷ら「文献19」が改変したものを転載）

CRPSの病態はその時期においても大きく変化するし，発生機序も単一のものではない．病態の把握とそれに応じた治療法の選択が必要であることを強調したい．

6　CRPS治療のアルゴリズム[19]

どの時点でどの治療法を選択するかについては，個々の症例によって異なると思われるが，基本的な考え方が示されている（図Ⅲ-12）[19,20]．Stanton-Hicksら[20]はCRPSの治療の主眼をリハビリテーションに置き，心身医学的な治療や神経ブロックなどの侵襲的な治療も組み合わせたアルゴリズムを提唱している．

Ⅳ　おわりに

以上，複合性局所疼痛症候群の薬物療法について述べた．本症の本態については2015年の現在において未だ明確ではない．従って，今後その発生機序が明らかにされるにつれ，治療法や治療薬も異なってくることが考えられる．現在では，オーバーダイアグノーシスでもよいので，本症を疑ったら理学療法も含め，早期から積極的な治療を行うべきと考えられる．

（小川節郎）

文 献

1) 西浦康正ほか：反射性交感神経性ジストロフィーの症状と診断．整・災外．45：1319-1326，2002．
2) 古瀬洋一：早期ステロイド療法と手術療法．整・災外．45：1345-1350，2002．
3) 深澤圭太ほか：ニューロパチックペインの治療：薬物療法の実際．LiSA．13：910-913，2006．
4) 小川節郎：RSDを含む頑固なneuropathic painの病態と治療：ペインクリニックの立場から．臨整外．38：1373-1379，2003．
5) 比嘉和夫：神経因性疼痛（neuropathic pain）に対する局所麻酔薬の全身投与．ペインクリニック．16：725-732，1995．
6) 小川節郎：薬物療法．釘宮豊城ほか編．168-185，痛みの臨床，東京：メジカルビュー社，1996．
7) Namaka M, Gramlich CR, Ruhlen Dana, et al：A treatment algorithm for neuropathic pain. Clinical Therapeutics. 26：951-979, 2004.
8) Shibayama Y, et al：Effect of Neurotropin on the binding of high molecular weight kininogen and Hageman factor to human umbilical vein endothelial cells and the autoactivation of bound Hageman factor. Biochemical Pharmacology. 55：1175-1180, 1998.
9) Suzuki T, Li YH, Mashimo T, et al：The antiallodynic and antihyperalgesic effects of Neurotropin in mice with spinal nerve ligation. Anesth Analg. 101：793-799, 2005
10) 加藤佳子ほか：慢性疼痛にオピオイドを勧める理由．ペインクリニック．25：432-439，2004．
11) 佐伯 茂：慢性疼痛に対するオピオイドの使用経験①．ペインクリニック．25：440-447，2004．
12) Kato J, Murai R, Iwasaki K, et al：The effect of ketamine infusion on neuropathic pain（2nd Report）. Pain Research. 10：105-110, 1995.
13) 加藤 実：神経因性疼痛とがん性疼痛に対するケタミン持続点滴療法．ペインクリニック．24：493-499，2003．
14) Low PA, et al：Double-blind, placebo-controlled study of the application of capsaicin cream in chronic distal painful polyneuropathy. Pain. 62：163-168, 1995.
15) 神経障害性疼痛薬物療法ガイドライン．日本ペインクリニック学会・神経障害性疼痛ガイドライン作成グループ．20．東京：真興交易医書出版部，2011．
16) Finnerup NB, et al：Algorithm for neuropathic pain treatment：an evidence based proposal. Pain. 118：289-305, 2005.
17) 小川節郎：ニューロパシックペインに対するドラッグチャレンジテストと治療への応用．ペインクリニック．17：855-861，1996．
18) 小川節郎：Drug challenge testの立場から．関節外科．25：853-856，2006．
19) 住谷昌彦，柴田政彦，眞下 節：ヒト神経因性疼痛とは．LiSA．13：854-856，2006．
20) Stanton-Hicks MD, Burton AW Bruehl SP, et al：An update interdisciplinary clinical pathway for CRPS：report of an expert panel. Pain Pract. 2：1-6, 2000.

III. 治療

薬物療法②

CRPSに対する漢方治療の実際

🔍 診断・治療・見極めについてのポイント

☑ 皮膚の色調・腫脹の有無・温度などから病期をまず見極める．
☑ 随伴する諸症状を把握したうえで最も適した漢方薬を選択する．
☑ 難治性の症例の漢方治療では症状と所見の変化に伴って漢方薬も変化する．

I はじめに

「現状におけるCRPSの病態，診断，種々の治療，後遺障害判定をはじめ類似疾患の知識をまとめることで，この本を読んだ医師，特に若手の医師がCRPSや類似疾患に対する知識を深め，逃げ腰にならずに多くの患者を正面から診察し，早期から診療していけば，重症化しないようになるのではないか…」がこの本の企画の趣旨で，筆者の分担は「漢方治療」である．CRPSに対する集学的な，最先端のアプローチのなかで「漢方治療」が取り上げられたことは，漢方治療を日常的に行っている我々漢方家には当たり前のことであるが，西洋医学のみを行っている大多数の医師たちにとっては不可解なことだと推測できる．

「若い先生が理解しやすく，興味を持つように執筆を…」がこの本を貫くメインテーマであるため，漢方治療の世界観，基礎理論などには字数を割かず，与えられた原稿用紙25枚を有効に生かして，若手の医師に限らずCRPSの診療に携わる可能性のあるすべての医師，なかでも現在進行形で診療に難渋している医師たちの治療手段の1つとして漢方治療が認識されるように淡々と進めることにした．

構成は，Ⅱ. 症例報告の分析によるCRPSに対する漢方治療の現状，Ⅲ. CRPSの漢方医学的な捉え方，Ⅳ. 筆者が考えるCRPSに対する漢方治療，とした．

まず漢方の基礎知識を習得してから読もうとするのではなく，気軽にとりあえず読んでいただき，自分に役立ちそうだと思えば漢方薬を使用してもらいたい．その結果，漢方に興味を持ってから初めて教科書を手に取ることが望ましい．

なお，ここでの漢方薬とはエキス剤の漢方薬のことで，煎じの漢方薬ではないこと，また筆者はたまたま漢方に深入りした整形外科医ではあるが通常の診療はあくまでも西洋医学に基づくことを初めにお断りしておく．

II 症例報告の分析によるCRPSに対する漢方治療の現状

筆者が漢方に深入りしていることをよく知る整形外科の同期生たちとの酒席で，この企画に漢方治療で参加していることを話したところ，一斉に上がった声は「何が効くの？」であった．筆者のことをよく知るため，「漢方薬が効くの？」との声は上がらなかったが，興味の対象は「CRPSには

表Ⅲ-6　有効性が報告されている漢方薬の一例

	文献	病態	漢方薬（エキス剤）
1剤の有効例	1)	下腿の打撲後のCRPS	八味地黄丸
	2)	腰部椎間板ヘルニア術後のRSD	当帰四逆加呉茱萸生姜湯
	3)	橈骨遠位端骨折後のCRPS	補中益気湯
	4)	難治性疼痛	疎経活血湯
	5)	高齢者の神経障害性疼痛	抑肝散
	6)	右両前腕骨骨折後のCRPS	治打撲一方
2剤以上の有効例	7)	頚椎捻挫に続発した四肢のCRPS	柴胡桂枝乾姜湯と桃核承気湯と修治附子末
	8)	難治性右腰下肢痛	柴胡加竜骨牡蠣湯と牛車腎気丸
	9)	橈骨遠位端骨折後のCRPS	桂枝加朮附湯と麻黄附子細辛湯
	10)	足部のRSD	桂麻各半湯（桂枝湯と麻黄湯）
	11)	気血の異常による神経障害性痛	抑肝散と桂枝茯苓丸
	12)	手のRSD	柴苓湯と六君子湯

どの漢方薬が効くのか」，当たり前であるが，それだけが知りたいということであった．それが決まっているならば，現時点で漢方薬は治療薬としての地位を確立しているはずである．それでは効果がないのかと言えば，そうであれば筆者がこの企画に参加することはないはずである．つまり一部の医師達には効果があることが認識されていることがわかる．そこでこの章では，渉猟し得た文献のなかから漢方薬が使用された根拠と，治療結果が明記されているものを選び，筆者なりに分析してみた．CRPSは上下肢以外にも発症するが，ここでは上下肢のCRPSに限定した．

本稿で分析するのは「有効であったと報告されている漢方薬の種類」なので，複数の報告者から同一の漢方薬の報告がある場合には1つの報告のみを提示した．また漢方薬が1剤の場合と2剤以上の併用の場合に区別して分類・分析したが，西洋薬や鍼灸などの治療との併用の有無は加味していない．それらをまとめたのが表Ⅲ-6である．それぞれの漢方薬の解説では，まず「効能・効果」を記し，次に「漢方医学的な分類」を記した．

「効能・効果」とは「適応症」のことであり，「効き目」が期待できる疾患・症候が列挙されているが，西洋薬の「適応症」とは異なり一見一貫性がないように思われるし，多くはCRPSの治療には結びつかないように思われる．それは「漢方医学的な使用目標」の切り口での「効き目」が期待できる治療対象であるからで，西洋医学的に敢えて整合性をつけようとせず，何となくニュアンスをイメージすればよい．

「漢方医学的な分類」は専門用語を使用せずに解説することが可能だが，与えられた枚数では不可能なため，ここではどのように分類できるのかだけを知ることで十分である．

1）1剤の漢方薬の使用での有効例

①八味地黄丸（ハチミジオウガン）：効能・効果は「腎炎，糖尿病，陰萎，坐骨神経痛，腰痛，脚気，膀胱カタル，前立腺肥大，高血圧」で，「腎虚」に対して使用する漢方薬である．

②当帰四逆加呉茱萸生姜湯（トウキシギャクカゴシュユショウキョウトウ）：効能・効果は「しもやけ，頭痛，下腹部痛，腰痛」で，「寒証」に対して使用する漢方薬である．

③補中益気湯（ホチュウエッキトウ）：効能・効果は「夏やせ，病後の体力増強，結核症，食欲不振，胃下垂，感冒，痔，脱肛，子宮下垂，陰萎，半身不随，多汗症」で，「気虚」に対して使用する漢方薬である．

④疎経活血湯（ソケイカッケツトウ）：効能・効果は「関節痛，神経痛，腰痛，筋肉痛」で，「瘀血と血虚を有するもの」に対して使用する漢方薬である．

⑤抑肝散（ヨクカンサン）：効能・効果は「神経症，不眠症，小児夜泣き，小児疳症」で，「肝気鬱結」に対して使用する漢方薬である．

⑥治打撲一方（ジダボクイッポウ）：効能・効果は「打撲によるはれおよび痛み」で，「瘀血」に対して使用する漢方薬

である．
（ツムラ医療用漢方製剤 2014 年 8 月制作より引用）

①～⑥に提示した6種類の漢方薬の対象とする漢方医学的な病態は，それぞれ「腎虚」，「寒証」，「気虚」，「瘀血と血虚」，「肝気鬱結」，「瘀血」の異なる6病態であり，漢方医学的に明らかな共通する病態，ある一定の傾向が存在しているわけではない．

2）複数の漢方薬の使用での有効例

⑦**柴胡桂枝乾姜湯と桃核承気湯と修治附子末**：柴胡桂枝乾姜湯の効能・効果は「更年期障害，血の道症，神経症，不眠症」で「発汗過多による脱水と離寒」あるいは「虚証で肝気鬱結による精神症状が加わった状態」に対して使用する漢方薬であり，桃核承気湯の効能・効果は「月経不順，月経困難症，月経時や産後の精神不安，腰痛，便秘，高血圧の随伴症状（頭痛，めまい，肩こり）」で，「瘀血」に対して使用する漢方薬である．

⑧**柴胡加竜骨牡蠣湯と牛車腎気丸**：柴胡加竜骨牡蠣湯の効能・効果は「高血圧症，動脈硬化症，慢性腎臓病，神経衰弱症，神経性心悸亢進症，てんかん，ヒステリー，小児夜啼症，陰萎」で，「脾気虚に心肝火旺が加わった状態」に対して使用する漢方薬であり，牛車腎気丸の効能・効果は「下肢痛，腰痛，しびれ，老人のかすみ目，かゆみ，排尿困難，頻尿，むくみ」で「腎虚」に対して使用する漢方薬である．

⑨**桂枝加朮附湯と麻黄附子細辛湯**：桂枝加朮附湯の効能・効果は「関節痛，神経痛」で，「寒湿痺」に対して使用する漢方薬であり，麻黄附子細辛湯の効能・効果は「感冒，気管支炎」で，「風寒による神経痛や関節痛」に対して使用する漢方薬である．

⑩**桂枝湯と麻黄湯**：桂枝湯の効能・効果は「体力が衰えたときの風邪の初期」で，「太陽病の表寒虚証」に対して使用する漢方薬であり，麻黄湯の効能・効果は「感冒，インフルエンザ（初期のもの），関節リウマチ，喘息，乳児の鼻閉症，哺乳困難」で，「太陽病の傷寒」に対して使用する漢方薬である．

⑪**抑肝散と桂枝茯苓丸**：桂枝茯苓丸の効能・効果は「子宮並びにその付属器の炎症，子宮内膜炎，月経不順，月経困難，帯下，更年期障害（頭痛，めまい，のぼせ，肩こりなど），冷え症，腹膜炎，打撲症，痔疾患，睾丸炎」で，「瘀血」に対して使用する漢方薬である．

⑫**柴苓湯と六君子湯**：柴苓湯の効能・効果は「水瀉性下痢，急性胃腸炎，暑気あたり，むくみ」で，「水滞」に対して使用する漢方薬であり，六君子湯の効能・効果は「胃炎，胃アトニー，胃下垂，消化不良，食欲不振，胃痛，嘔吐」で，「脾虚」に対して使用する漢方薬である．

（ツムラ医療用漢方製剤 2014 年 8 月制作より引用）

⑦～⑫に提示した6種類の漢方薬の組み合わせで対象とする漢方医学的な病態は，「発汗過多による脱水と離寒」あるいは「虚証で肝気鬱結による精神症状が加わった状態」と「瘀血」，「脾気虚に心肝火旺が加わった状態」と「腎虚」，「寒湿痺」と「風寒による神経痛や関節痛」，「太陽病の表寒虚証」と「太陽病の傷寒」，「水滞」と「脾虚」，の異なる6病態であり，1剤の場合と同様に漢方医学的に明らかな共通する病態，ある一定の傾向が存在しているわけではない．

従って，報告されているCRPSに対する有効例では，1剤の漢方薬の場合でも複数の漢方薬の場合でも，漢方医学的に決まった病態，一定の傾向があるとは考えにくいことがわかる．これはCRPSの漢方医学的な病態は単純なものではないことを示唆している．言い換えれば，西洋医学的にCRPSと診断されても，漢方医学的にはCRPSには多彩な病態が存在すると考えられる．

III CRPSの漢方医学的な捉え方

本項では，この領域でのエキスパート，オピニオンリーダーであると筆者が考えている医師たちの文献を引用して，CRPSの漢方医学的な捉え方

表Ⅲ-7　病期や病態に則した漢方薬の使い分け

松村[14]	急性期	越婢加朮湯
	中間移行期	柴胡桂枝湯，柴苓湯と六君子湯
	慢性期	柴苓湯と六君子湯， 人参養栄湯，当帰四逆加呉茱萸生姜湯，附子末
井上[15]	急性期	越婢加朮湯，桂枝二越婢一湯（桂枝湯と越婢加朮湯）， 白虎加人参湯
	中間期	柴苓湯，柴胡桂枝湯，補中益気湯
	慢性期	柴苓湯と六君子湯 大防風湯，補中益気湯，十全大補湯，人参養栄湯 当帰四逆加呉茱萸生姜湯，附子末 加味帰脾湯
世良田[13]	冷えで増悪	麻黄附子細辛湯
	頚部より上	葛根加朮附湯
	その他の部位	桂枝加朮附湯
	慢性化	柴胡剤，香蘇散，四物湯
	温めると増悪	黄連解毒湯，温清飲
	胸腹部の痛み	柴胡疎肝湯（四逆散と香蘇散と四物湯）
	不眠，ストレス	抑肝散
	激烈な症状	十味挫散（大防風湯と四物湯と茯苓飲）
平田[16]	難治性の疼痛	十味挫散（大防風湯に桂枝茯苓丸，苓桂朮甘湯，茯苓飲 などを併用して附子末を加える）
光畑[17]	慢性疼痛	抑肝散

の現状についてまとめた．

1　漢方医学的な病態

　CRPSの病態に対しては漢方医学的にも様々な捉え方がある．そもそも漢方治療の原則は，局所の症状だけに囚われず全身状態を観察することであるが，これはCRPSにおいても同様である．

　世良田は，（難治性疼痛の治療では）局所に囚われることなく，全身状態（冷えや熱感，体内を巡っている気・血の滞りや不足，様々なストレスなども含めて）の分析を行うことが重要である，と述べている[13]．

　この領域のパイオニアである松村は2005年に，CRPSは外傷の過大治癒反応で，軽微な外傷後でも過大な炎症反応を生じるため，本来治癒に向かうための反応が異常興奮している．その病期を副交感神経が優位である急性期，副交感神経の活動性が低下し交感神経の活動性が徐々に亢進する中間移行期，副交感神経反射のリバウンドにより交感神経が優位になる慢性期とした．急性期では副交感神経が優位であるために血流が増加して発赤・皮膚温上昇・腫脹を示し，中間移行期では自律神経のバランスが不安定であり，いまだに患部の発赤・腫脹・皮膚温上昇が持続するものの，冷却や精神的ストレスなどのわずかな刺激で皮膚チアノーゼや冷感を呈することがある．慢性期では患部は末梢血管収縮のための血流低下により皮膚温は低下傾向に転じ，長期間経過すると皮膚は蒼白となり栄養障害が出現する．全身的には疼痛による疲弊，活動性減少，抑うつなどを呈することが多い，と述べている[14]．

　井上は2014年に，初期には浮腫傾向が強く，皮膚温は上昇し発汗は低下し，その後数か月の経過で皮膚，骨や筋肉の萎縮が強くなり，皮膚温が低下するとともに発汗が亢進することが多い．炎症性浮腫の時期が長いほど体性感覚系へのダメージが強くなり神経を障害するため，浮腫が引いたあともアロディニアなどの異常感覚が残存する，と述べている[15]．

　10年間で，根幹的な部分での考え方に大きな変化がないことがわかり，このように解釈しておけ

ば臨床では十分に対応可能である．

2 漢方治療の時期

松村は，感冒に対する漢方治療が刻々と変化する全身状態に合わせて薬剤を変更するのと同様に，CRPSの治療でも各病期・病態に合わせて薬剤を選択するべきで，そのなかでも慢性期に入ると難治性になるが治療は可能であり，急性期から慢性期までのすべての病期が治療可能な時期である，と述べている[14]．

井上は，症状は病期によって異なるため病気に合わせた治療薬を選択する必要があるが，萎縮性変化が起こってからではいかなる治療薬も奏効しないため，CRPSの治療は炎症反応が起こっている時期に行うことが重要である，と述べている[15]．

3 漢方薬の使用方法

CRPSに対する漢方薬の選択の基本的な考え方を表Ⅲ-7にまとめた．

松村は，①病態に応じた薬剤選択，②自覚症状に応じた薬剤選択，③自律神経の失調を調節する薬剤の選択，④全身状態を改善する作用のある薬剤の選択，⑤ tailor made であること，を挙げている[14]．

世良田は先述したように，神経障害性疼痛に対しては漢方医学的な診断を行ったうえで，冷えや熱感，体内を巡っている気・血の滞りや不足，様々なストレスなどに対して漢方薬を有効に用いると，今まで西洋医学では手も足も出なかった症例に対して鎮痛効果を得ることが出来る，と述べている[13]．

井上は，CRPSの症状は各病期において異なるため，病気に合わせた漢方を選択する必要があり，どのタイプの痛み症状にどの生薬・漢方薬が使えるのかを考える必要があると述べている[15]．

具体的な漢方薬の選択について，松村は各病期における漢方薬の選択について述べている．①急性期：副交感神経優位期では，患部の熱感が強く冷やした方が楽な場合には交感神経をやや優位に賦活化しながら熱を取る作用がある漢方薬を使用し，越婢加朮湯が代表的な漢方薬である．②中間移行期：急激に交感神経優位にならないように副交感神経を賦活化しながら自律神経を調節する漢方薬を使用し，柴胡桂枝湯や柴苓湯が代表的な漢方薬である．この時期は疼痛が慢性化しつつある時期で食欲不振，倦怠感，抑うつが出現することも多いため六君子湯を併用することが有効である．③慢性期：交感神経優位期では，副交感神経を賦活化しつつ全身に活力を与える漢方薬を使用し，柴苓湯と六君子湯の併用が有効なことがある．この時期は難治性で病態が複雑化しているため症例ごとに病態に則した漢方薬を選択する必要があり，人参養栄湯，当帰四逆加呉茱萸生姜湯，附子末などを使用することが多い[14]．

井上も各病期における漢方薬の選択について述べている．①急性期の浮腫，発赤が強い時期には交感神経を賦活化させるエフェドリンを有する麻黄や抗炎症作用を有する石膏，知母，利水作用を有する蒼朮などが含まれた漢方薬が効果的であり，越婢加朮湯，桂枝二越婢一湯や白虎加人参湯などが使用される．②中間期のアンバランスな自律神経がアンバランスな症状を呈する時期には抗炎症作用と高ストレス作用を兼ね備えた柴胡を含む漢方薬が効果的であり，柴苓湯，柴胡桂枝湯，補中益気湯などが使用される．③慢性期の治療目標は自然治癒力を高めることにより症状の軽減を図ることであり，浮腫と皮膚温の低下を認める場合には柴苓湯，六君子湯を使用し，浮腫傾向はなく皮膚温の低下と筋・皮膚の萎縮があり色調が暗黒色の場合には大防風湯，補中益気湯，十全大補湯，人参養栄湯などを使用し，末梢の冷えには当帰四逆加呉茱萸生姜湯，附子末を使用し，疲労感に不眠を伴う場合には加味帰脾湯を使用する．ところで，越婢加朮湯，桂枝二越婢一湯や白虎加人参湯などにより患部以外の冷え過ぎ，消化器症状（食欲不振，胃もたれ），動悸，不眠，発汗過多などの副作用を起こした場合にはそれらは使用できないため，利水剤（五苓散や防已黄耆湯）に駆瘀血剤（桂枝茯苓丸や桃核承気湯や通導散など），気剤（半夏厚朴湯，抑肝散，香蘇散）を併用する[15]．

世良田は諸症状に対する漢方薬の使い分けについて述べている．①冷えにより痛みが増悪したり，入浴などで温めると痛みが楽になる場合は麻黄附子細辛湯を，②頸部より上の症状には葛根加朮附湯を，③その他の部位の症状には桂枝加朮附湯を，④長期にわたり痛みが持続している場合には柴胡剤や香蘇散と四物湯などの補血剤を，⑤温めるとかえって症状が増悪したり，局部に熱がある場合には黄連解毒湯や温清飲を，⑥胸腹部の痛みには柴胡疎肝湯（エキス剤では四逆散と香蘇散と四物湯の合方で代替する）を，⑦夜間不眠などストレスによる症状を伴うものには抑肝散を，⑧CRPSや腕神経叢ひきぬき損傷などによる激烈な症状には十味挫散（エキス剤では大防風湯と四物湯と茯苓飲の合方で代替する）を使用する[13]．

ペインクリニックの立場から，難治性疼痛に対しての漢方薬を使用した多くの著効例の報告がある平田は，疼痛治療の戦略の主軸は「気・血・水」の理論であり，特に気の異常に対して適切に対処することが極めて重要となる．手指切断後の疼痛，注射針穿刺後の疼痛，難治となった帯状疱疹後神経痛などには十味挫散（本来は腰痛症性神経根症で神経の絞扼が強く神経栄養因子が減少して当該筋肉の萎縮を伴い，痛みが強く歩行困難な症例に使われてきた方剤であるが一般の末梢神経障害に応用している）が有効なことが多く，エキス剤では大防風湯に桂枝茯苓丸，苓桂朮甘湯，茯苓飲などを併用し，附子末を加えて方剤を模して使用する，と述べている[16]．

漢方医学的な病態の把握に基づく選択が重要であることが繰り返されるなかで，光畑は，抑肝散は神経障害性疼痛に対して効果があり，慢性疼痛に対して，証（漢方医学的に把握された病態）に特に考慮せず投与して約60％の症例に有効であり，効果が弱いときには芍薬甘草湯を合わせて処方するといい，と述べている[17]．これは，証を無視して構わないとの趣旨ではなく，証を踏まえて選択されることが少なくない抑肝散をCRPSに使用した場合の報告で，有効性の高さから漢方薬を使用する場合には常に頭に入れておくべきであることが示唆される．

IV 筆者が考えるCRPSに対する漢方治療

CRPSのような難治性の疼痛を有する症例の治療は困難である．悪循環の1か所でも切れれば多少の改善が得られることがわかっていても，その糸口すら発見できないことは少なくない．西洋医学的な手法を駆使してもせいぜい横ばいに過ぎないこともあり，西洋医学的なアプローチだけでは限界のある症例が存在するわけだが，では漢方薬を使用すれば改善するかと言えば，そんな単純な話ではない．疼痛治療のプロ中のプロであるペインクリニックの先生方が漢方薬を駆使しても治せない症例は存在するからだ．

漢方薬による治療は，病名や症候に対して1対1の対応があるわけではない．これさえ処方すれば改善すると決まったものがあるわけではない．治療の原則は一例一例の漢方医学的な病態（証）を把握して，それに応じてふさわしい漢方薬を選択することで効果が得られる（方証相対），という治療大系である．著効例を経験した同じ疾患に同じ漢方薬を処方したときに無効でも何の不思議もない，2匹目のドジョウが得られないことは日常茶飯事である．

何年前かの日本東洋医学会学術総会のポスター会場で前項IIIに登場したある先生と立ち話をしたことがある．「先生は線維性筋痛症の漢方治療をどう考えますか？」ちょうど線維性筋痛症のポスターが数枚展示してあった．私は「線維性筋痛症という疾患概念が確立する以前から，漢方をやる人間は同じ疾患を治療し，治せるものは治してきました，証に応じた漢方薬で．だから線維性筋痛症には特定の漢方薬が存在するわけではなく，方証相対で治療すれば改善するものは存在する，と言うことだと思います．」「そうですね．」

CRPSも同じで，IIで示したように有効例の漢

方医学的な病態は多岐にわたり，Ⅲで紹介したように数多くの漢方薬が使用可能であることがそれを示している．難治性であればあるほど，治療は原則に従い証をしっかりと把握することに尽きる．ただしⅢで示したように，病期ごとに効果的であると考えられている漢方薬が存在するので，まず病期を見極め，どの漢方薬を使用すればいいかを検討するところから治療を開始した方が有効性を高めることが出来る．これは漢方医学的な考察に基づいているからである．

これから漢方を始める場合には，Ⅲの5人の先生方の述べている病期・病態のどこに目の前の症例が当てはまるかを考えて，推奨している漢方薬を処方すれば有効率は低くはなく，効果があった場合はなぜ効果があったか，効果がなかった場合はなぜ効果がなかったかを考察し，興味を持てたら漢方の勉強をしていけばさらに有効率が高くなると筆者は考える．初めて手にする教科書は寺澤捷年先生の「症例から学ぶ和漢診療学」，「絵でみる和漢診療学」が理解しやすい．筆者はそうであった．

(吉田祐文)

文 献

1) 宮崎増美ほか：八味地黄丸が著効した complex regional pain syndrome type 1 の症例．ペインクリニック．30(12)：1739-1740，2009．
2) 橋本禎敬：当帰四逆加呉茱萸生姜湯が有用であった腰部椎間板ヘルニア術後の RSD の 1 例．痛みと漢方．11：82-85，2001．
3) 益子竜弥：橈骨遠位端骨折後に発症した CRPS に補中益気湯が奏効した 1 症例—functional MRI による評価—．痛みと漢方．24：47-51，2014．
4) 石田和之ほか：疎経活血湯が著効した難治性疼痛の 3 例．日東医誌．57(5)：645-650，2006．
5) 湯澤則子ほか：抑肝散(TJ-54)有効だった高齢の神経障害性疼痛患者 2 症例．痛みと漢方．21：56-60，2011．
6) 南谷哲司：外傷により発生した遷延する局所腫脹，疼痛に対する治打撲一方の有用性について．痛みと漢方．24：110-116，2014．
7) 林 明宗：両上肢，左下肢にわたる Complex Regional Pain Syndrome(CRPS)の漢方治療の 1 例．痛みと漢方．19：80-84，2009．
8) 櫛田康彦ほか：難治性右腰下肢痛の 1 例．痛みと漢方．5：35-39，1995．
9) 加瀬幸子ほか：橈尺骨遠位端骨折後 CRPS に対して漢方治療が有用であった 1 症例．慢性疼痛．28(1)：189-191，2009．
10) 山城広明ほか：ペインクリニックにおける麻黄含有漢方薬の応用．漢方診療．11(11)：44-47，1992．
11) 矢数芳秀ほか：気血の異常による神経障害性痛に対する漢方治療．ペインクリニック．35(4)：439-446，2014．
12) 松村崇史ほか：六君子湯が奏効した手の反射性交感神経性ジストロフィーの 1 例．漢方と最新治療．11(3)：311-314，2002．
13) 世良田和幸：難治性疼痛(CRPS・ニューロパチーなど)に対する漢方治療．漢方と最新治療．20(3)：235-239，2011．
14) 松村崇史：CRPS(RSD)の漢方治療—漢方薬治療の実際—．MB Orthop．18(6)：31-38，2005．
15) 井上隆弥：CRPS の漢方治療．痛みと漢方．24：18-21，2014．
16) 平田道彦：難治性疼痛に対する漢方治療．ペインクリニック．32(12)：1815-1824，2011．
17) 光畑裕正：神経障害性疼痛に対する漢方薬．ペインクリニック．32(5)：672-684，2011．

III. 治療

神経ブロックなど

CRPSのペインクリニックにおける治療
―早期治療と慢性疼痛対策―

🔍 診断・治療・見極めについてのポイント
- ☑ 一時的または継続的な疼痛緩和によるリハビリテーションの促進
- ☑ 早期の治療的介入による予後の改善
- ☑ 適切な患者選択と事前の入念な治療計画

I はじめに

　ペインクリニックでは，CRPSに対する集学的治療の一部として，鎮痛薬や鎮痛補助薬による薬物療法以外に各種神経ブロック（交感神経ブロック，感覚神経ブロック）や脊髄電気刺激 spinal cord stimulation（以下，SCS），内視鏡下胸部交感神経遮断術 endoscopic thoracic sympathectomy（以下，ETS），持続くも膜下薬物注入ポンプ intrathecal drug delivery（わが国では必ずしも一般的でない）などの侵襲的な治療法が行われている．ところで，CRPSの発症機序や病態に関する基礎的な理解が進みつつある一方，必ずしも確立した治療法がもたらされているわけではなく，侵襲的あるいは非侵襲的を問わず，様々な手段が試行錯誤的に試みられているに過ぎない．実際，CRPSに対する薬物療法においても，個々の有効性を明らかにするランダム化比較試験は十分ではなく，神経障害性疼痛に用いられる薬物がそのまま適用される場合が少なくない．また，近年，非癌性慢性疼痛への適応が拡大された強オピオイドは，CRPSに対しても考慮される薬物であるが，便秘や悪心・嘔吐，眠気などへの副作用対策を始め，長期投与の安全性，耐性発現，認知機能に対する影響，痛覚過敏 opioid-induced hyperalgesia など多くの解決すべき問題を伴う．なお，本稿のテーマである神経ブロックを含む侵襲的手段については，ランダム化比較試験を行ううえで技術的なバイアス skill-based bias をコントロールすることや盲検化が困難なため，対象となるCRPSの多様性とも相まって，確固たるエビデンスとして高く評価される臨床研究報告は存在しない[1)～3)]．本稿では，ペインクリニックにおける侵襲的な治療法のいくつかを紹介するが，その主たる目的は，疼痛緩和に伴うリハビリテーションの促進や生活の質の向上，早期導入に伴う疾患進行抑制の可能性などである．

II ペインクリニックの役割

　CRPSには様々な治療法が提唱されているが，その共通目標として重視されるのは，機能回復あるいは機能維持である．すなわち，ペインクリニックで行われる主な侵襲的治療は，リハビリテーションによる機能回復を最優先とし，ほかの集学的治療と並行して行われるべきである[4)]．例えば，健常な組織においても，不動状態を保つだけで皮膚温変化やアロディニア，運動・感覚機能の低下など，CRPSの診断基準に含まれる症状が生じ得

表Ⅲ-8 薬物療法ガイド[7]

適応	薬物など
軽度～中等度の疼痛	単純な鎮痛薬，神経ブロック
重度の疼痛	オピオイド，神経ブロック，侵襲度の高い治療法
炎症，浮腫	急性期：ステロイド（全身または局所） 慢性期：非ステロイド性抗炎症薬，免疫調節薬
抑うつ，不安，不眠	鎮静薬，抗うつ薬，抗不安薬，心理療法
アロディニア，痛覚過敏	抗けいれん薬，ナトリウムチャネル遮断薬，NMDA拮抗薬
骨質減少，不動，栄養変化	カルシトニン，ビスホスホネート
血管運動障害	カルシウム拮抗薬，交感神経遮断薬，神経ブロック

表Ⅲ-9 侵襲的治療法[7]

侵襲度	治療法
軽度	交感神経ブロック，局所静脈内交感神経ブロック，感覚神経ブロック
中等度	持続硬膜外ブロック，持続神経叢ブロック，SCS，持続くも膜下注入（バクロフェンなど）
手術療法	交感神経切除術，皮質運動領野刺激

る[5]．従って，疼痛・不動に伴う二次的な機能障害を防ぐ意味においても，リハビリテーションが重要な役割を担う．以前の報告では，CRPS患者の約半数が治療としての不動状態を平均3週間受けていたとされ[6]，不動が疾患の増悪をもたらす点に留意すべきである．ペインクリニックで試みられる侵襲的治療が疼痛緩和をもたらすことでリハビリテーションの促進に役立つ一方，侵襲的治療の副作用により，その阻害が生じ得る可能性を常に考慮し，適切な患者選択と事前の入念なプランニングのもとに治療を進めていく必要がある．

Ⅲ 早期治療

CRPSの早期治療は，判定指標に基づく早期診断を必要とする．CRPSを慢性疼痛の原因疾患として想定することができれば，診断は必ずしも困難でなく，早期に有効な治療を開始し，早い段階から機能障害を防ぐことが可能となる．無論，安易な診断は避けるべきであるが，病歴と客観的所見の両者からCRPSが疑われる場合，早期のリハビリテーションを中心とした機能回復アルゴリズムの導入が望ましい．疼痛のために，これらのステップを進めることが困難な場合，薬物療法（表Ⅲ-8）や心理療法，さらには侵襲的治療法（表Ⅲ-9）を遅滞なく考慮すべきである[7]．

Ⅳ 神経ブロック療法

1 交感神経ブロック

従来，CRPSは外傷に引き続く持続性の疼痛や炎症を示し，体性感覚や交感神経，運動神経に影響を及ぼす症候群と考えられてきた．従って，損傷の程度とかけ離れた局所炎症（神経原性炎症）や重度の疼痛（皮膚，皮下組織，関節），中枢における過興奮性，交感神経機能異常などの複雑に絡んだ病態が認められ，特に交感神経の関与が疑われることから，反射性交感神経性萎縮症 reflex sympathetic dystrophy（現在のCRPS typeⅠに相当）として，交感神経ブロックの有効性が診断に利用されていた．しかし，現在ではCRPSの一部に交感神経依存性疼痛が認められるが，必ずしも当てはまらない場合も多く，交感神経ブロックの診断的価値は低いとされる．実際，交感神経ブロックによりどの程度罹患肢の交感神経が遮断されているか評価するのは極めて困難であり，例えば，星状神経節ブロックにおいて，①Horner徴候，②皮膚温上昇＞34℃，③ドプラー血流計による皮膚血流増加＞50％，④皮膚抵抗反応の消失のうち，複数を満足するブロック成功例は30％に満たないな

どの報告[8]が知られている．また，交感神経が遮断されたとしてもCRPS type Ⅰにおける疼痛緩和はせいぜい50〜60％程度とされる[9]．一方，発症時期との関連では早期に開始するほど有効率が高いとの報告がある[10]．従って，CRPSに対する交感神経ブロックの有効性を明らかにした十分な症例数に基づくエビデンスは存在しないが，個々の症例において鎮痛効果が示される場合には，複数回の交感神経ブロックをほかの集学的治療と並行して行うことが推奨される．

1）星状神経節ブロック
(1) 解 剖

交感神経線維は各脊髄神経（灰白枝）に伴い，相当する分節に交感神経支配を送る．交感神経節のうち，下頚神経節（C7および8）は椎骨動脈や心臓神経叢に線維を送るが，80％はT1と癒合して星状神経節となり，第7頚椎横突起の前面で椎骨動脈の腹側または腹内側に存在する．内側に存在する頚長筋の腹側には反回神経が走行するため，これら周辺組織との関係から，穿刺針の位置によっては椎骨動脈穿刺や反回神経麻痺に注意が必要である．

(2) 手 技

①ランドマーク法：体位は仰臥位で行い，下顎をやや前方に挙上させる．頚部を十分に消毒した後，25G針を用い，薬液は0.5〜1％塩酸リドカイン（または，それに準じる局所麻酔薬）2〜10 mlを使用する．術者は患側に立つ．輪状軟骨の高さで胸鎖乳突筋と気管の間に第6頚椎横突起を触れるように圧迫を加える（傍気管法）．頚部の緊張が強い場合には，わずかに開口させるとよい．横突起を触れながら，頚部に対してほぼ垂直に針を刺入する．横突起基部に穿刺針を当てたあと，注射器と穿刺針を確実に保持しながら，吸引テストを行う．薬液注入の間も少量ずつ注入するごとに中断し，血液逆流のないことを確認しながら行う．ブロックが確実に行われた場合には，Horner徴候や上肢・顔面の皮膚温上昇，発汗停止などが認められる．

②超音波ガイド下穿刺：誤穿刺を防ぎ，局所麻酔薬の注入範囲を確認する目的で超音波ガイド下に神経ブロックを行う機会が増えている．星状神経節ブロックでは，マイクロコンベックスタイプのプローブを用いるのが望ましく，第6頚椎の高さで行うことが多い．気管や甲状腺，総頚動脈，頚椎横突起をエコー下に同定し，近接する椎骨動脈や上甲状腺動脈，下甲状腺動脈の走行も確認する．気管と総頚動脈の間にプローブを押し当て，総頚動脈をC6横突起前結節の外側に圧排する．穿刺目標は横突起上方にある頚長筋内であり，ランドマーク法のように横突起に針を当てる必要はない．プローブと平行に穿刺する平行法では，外側から総頚動脈を避けて頚長筋に針を進めるか，または内側から甲状腺を避けて穿刺する．プローブと交差する方向で穿刺する交差法では，プローブの頭側もしくは尾側から穿刺する．

(3) 合併症

反回神経麻痺による嗄声，腕神経叢麻痺，横隔神経麻痺，血管内注入（総頚動脈，椎骨動脈），食道穿刺，硬膜外穿刺，くも膜下ブロック，気胸，血腫，感染などが生じ得る．

2）胸部交感神経節ブロック，ETS

上肢のCRPSが対象となる．星状神経節ブロックで一時的な効果を認めた場合，ブロック効果の長期化を目的とした胸部交感神経節ブロックやETSが行われることがある．星状神経節より遠位の交感神経は，第2胸部交感神経節が顔面や手，第3胸部交感神経節が上腕や前腕，手，第4および第5胸部交感神経節が腋窩を支配する．上肢を支配する第2および第3胸部交感神経節は，それぞれの肋間間隙に位置し，肋骨頭内面のやや外側を走行する．胸部交感神経節ブロックの後方傍脊椎法では，X線透視下に腹臥位とし，棘突起の外側約4 cmから経皮的に穿刺する．目的とする下関節突起外縁から針先を椎体側面の靱帯と椎体の間に進め，局所麻酔薬と造影剤による薬液の拡がりを確認後，神経破壊薬を注入するか高周波熱凝

固を行う．手技の難度が高く，気胸や血管穿刺の合併症も少なからず認められるため，実際に選択されることは少ない．一方，ETS では，全身麻酔下に胸腔鏡を挿入し，交感神経幹もしくは交感神経節を焼灼により切断するか金属クリップによる遮断を行う．ETS の適応は手掌多汗症や社会恐怖症，QT 延長症候群，狭心痛の改善などとされるが，CRPS に対する ETS は症例報告程度にとどまるため，慎重な患者選択が必要である[11]．

3）腰部交感神経節ブロック

(1) 解 剖

腰部交感神経幹は椎体前側面を縦走し，大腰筋筋膜や腎筋膜に囲まれるコンパートメント内に存在する．左側は腹部大動脈，右側は下大静脈が走行し，各脊椎分節に対して腰動静脈が分枝する．これらは交感神経幹と椎体の間を横切り，椎体のほぼ中央，前縦靱帯の直上で大腰筋と椎体の形成する間隙を背側に横走する．腰部交感神経節は 5 個の腰椎に対して 4～6 個が存在するが，その場所は不定である．

(2) 手 技

傍脊椎法では，X 線透視下に側臥位で行う．第 2，3，4 腰部交感神経節に対してブロックを行うことが多く，腰椎横突起の尾側と椎体中央を結ぶ線上で正中から外側 8 cm が刺入点の目安となる．椎体の前方 1/3 で針先が当たるように椎体に向けて穿刺し，穿刺針のベベルの向きを変えながら，椎体外側面に密着するように進める．椎体前縁のわずか手前に達した時点で局所麻酔薬と造影剤の混合液を 2～3 ml 注入し，腰静脈に沿った造影剤の拡がりを確認する．椎体中央に幅広く造影される場合は大腰筋への穿刺を示唆し，神経破壊薬の注入に伴う陰部大腿神経炎が生じ得ることに注意が必要である．鼠径部を中心とした感覚障害や運動障害のないことを確認したあと，神経破壊薬を 0.5 ml ずつ 3 ml まで注入するか，高周波熱凝固を行う．神経破壊薬の使用後 1～2 時間は側臥位のままで観察し，歩行は翌朝まで禁じる．

(3) 合併症

神経破壊薬の大腰筋内注入に伴う陰部大腿神経炎や神経根穿刺，血管穿刺，射精障害，感染などが生じ得る．また，経椎間板法では椎間板炎が生じ得る．

4）局所静脈内交感神経ブロック intravenous regional sympatholysis（以下，IVRS）

CRPS に対する IVRS の有効性に関しては，十分なエビデンスに欠けるが，欧米ではアトロピンや bretylium，ketanserin，グアネチジン，クロニジン，ドロペリドール，レセルピン，リドカインなどを使用した報告がある[1]．これらの報告は，一般に否定的な結論が多いが，血管作動性の異常に対する長期的な効果を認めたランダム化比較試験[12]や早期にステロイド薬を併用した IVRS により症状が軽快した症例報告がある[13]．本法は，ほかの神経ブロックと比較して，侵襲が少なく簡便な利点を有し，駆血操作により嫌気性代謝環境を作ることで，血管内に投与した薬物が末梢神経へ漏出することを利用した方法である．局所麻酔薬や交感神経遮断薬による血液量増加や皮膚温上昇，血管収縮反応の抑制が得られ，わが国では主にレセルピンや 1％塩酸リドカイン，1％塩酸メピバカインが用いられる．投与量としては，上肢ではレセルピン 1 mg，下肢では 2 mg，局所麻酔薬濃度は 0.5％に調整し，上肢では 25 ml，下肢では 30～50 ml をそれぞれ用いる．患肢の末梢側に静脈路を確保したあと，Esmarch 駆血帯による阻血を加え，近位側のダブルターニケットによる駆血を行う．薬液を投与し，約 15 分間の加圧維持のあと，緩徐なダブルターニケットの解除を交互に行い，局所麻酔薬中毒やレセルピンによる起立性低血圧，徐脈，眩暈などに注意する．

2 感覚神経ブロック

感覚神経ブロックに関してその CRPS に対する有効性を報告するものは少ないが，リハビリテーションとの併用が有効とする報告もある[10]．主にはカテーテルを利用した持続ブロックが用いられ，局所麻酔薬を投与する場合には，濃度や投与

量を調節することにより，運動神経に対する影響を低減させ，能動運動を促すことが可能な利点を有する．

1）腕神経叢ブロック
(1) 解 剖
腕神経叢は C5～T1 の前枝を中心に構成される．それぞれの脊髄神経は，椎間孔から出たあと，前外側下方に向かい，鎖骨上で 3 本の神経幹を形成する．これらの神経幹が再び前枝と後枝に分かれて再び合流し，腋窩上部で 3 本の神経束を形成する．その後，終末神経である正中神経や尺骨神経，橈骨神経，筋皮神経に分枝する．

(2) 手 技
腕神経叢に対する解剖学的アプローチには，斜角筋間法や鎖骨上法，鎖骨下法，腋窩法があるが，神経根に最も近い斜角筋間法が多く施行される．また，腕神経叢を同定する手段にはランドマーク法や神経刺激，超音波ガイド下穿刺が挙げられ，最近では後者の利用が広まっている．例えば，リニアプローブを用いた平行法では，患者体位を側臥位もしくは半側臥位とし，輪状軟骨の高さで総頸動脈と内頸静脈を確認する．そのまま外側に数 cm プローブを移動させると前斜角筋と中斜角筋の間に神経幹が確認できる．プローブの長軸と平行に外側から針を刺入し 0.5～1％塩酸リドカイン 5～10 mℓ などを注入するが，ブロック施行中に放散痛を訴えるような場合や，薬液注入時に抵抗が強い場合には神経損傷のリスクが高いため，針先の位置を変える必要がある．また，交差法では患者体位を仰臥位とし，平行法と同様に腕神経叢を描出したあと，穿刺を行う．通常，1.5 cm 以内の深さで腕神経叢に到達する．

(3) 合併症
神経損傷や血管穿刺，気胸，横隔神経麻痺，Horner 徴候，硬膜外ブロック，くも膜下注入などがある．

2）硬膜外ブロック
上肢，下肢いずれの CRPS に対しても適応が考慮される．局所麻酔薬を投与する以外に，クロニジンの有効な可能性がある[14]．しかし，副作用としての鎮静や血圧低下，眩暈，口渇，悪心などに注意が必要である．疼痛緩和の目的に局所麻酔薬を用いて硬膜外ブロックを行う場合，外来では単回注入法で行い，入院患者では持続投与法で行う．後者の場合，患者自己調節機能 patient controlled analgesia を備えたポンプを用いることで，リハビリテーションに伴う疼痛の増強などにも対応し得る．上肢では C7～T3，下肢では L1～L5 の間で穿刺を行う．合併症としては，交感神経遮断に伴う血圧低下や運動麻痺，排尿障害，硬膜穿刺後頭痛，硬膜外血腫，硬膜外感染などがある．特に，後二者は，重篤な結果をもたらし得るため，出血凝固系のスクリーニングや併用薬（アスピリン，非ステロイド性抗炎症薬など）のチェックに加え，早期診断・治療が必須となる．

V SCS

CRPS に対する SCS（脊髄刺激療法）は，エビデンスレベルとして必ずしも高くはないが，疼痛緩和や生活の質，治療満足度において有効性を示す報告がある[1]．例えば，CRPS type I の患者では，理学療法単独と比較した場合，SCS と理学療法の併用群に有意な疼痛緩和や知覚鈍麻の改善が認められた[15]．これらを 5 年間にわたって追跡した場合，長期的には鎮痛効果が低下する傾向が認められたが，治療満足度は不変であった[16]．また，生活の質の向上を示した報告では，40 歳以下の場合や発症後 1 年以内の患者に行った場合，SCS の効果がより高い可能性を示唆している[17]．しかし，SCS 単独による機能回復の有意な改善は認められず，リハビリテーションとの併用が必要な理由となっている．

(1) 作用機序
CRPS の病態は不明な点が多く，SCS の作用機序も正しく理解されているわけではない．疼痛緩和のための SCS は，Melzack と Wall によるゲートコントロール理論に基づいて開発された．すな

わち，脊髄後角の膠様質(抑制性介在ニューロン)は侵害受容情報の伝達経路におけるゲートとしての役割を担い，延髄後索核および脊髄後角の第一次伝達細胞であるT細胞に対する興奮性入力と抑制性入力のバランスが情報伝達を決定する．単純には，一次求心性線維であるAδやC線維による入力はT細胞を興奮させるが，Aβ線維による入力は膠様質を介してT細胞のシナプス前抑制を生じることでゲートを閉鎖し，情報伝達を抑制する．従って，SCSによるAβ線維の刺激は，ゲートを閉じることで疼痛緩和をもたらすと考えられてきた．しかし，実際にはゲートが閉じている状態であっても情報伝達が遮断されることはなく，ゲートコントロール理論だけではSCSの効果を説明できない．CRPSに対するSCSの効果は，ほかに，①中枢性感作に対する直接的な抑制作用，②カルシトニン遺伝子関連ペプチドやサブスタンスPなどの血管作動性物質の放出に伴う患肢の血流改善作用，③逆行性機序による交感神経出力の低下，などが理論的に考えられている．

(2) 手　技

SCSは刺激電極と体外式または埋め込み型刺激装置 implantable pulse generator（以下，IPG）から構成されるが，まず，数日間の試験刺激による効果判定を行い，例えば，視覚的または数値的評価尺度として50％以上の疼痛緩和が得られた場合にIPGの埋め込みを実施する．刺激電極は硬膜外腔に留置し，X線透視下に腹臥位で行う．穿刺は硬膜外ブロックと同様であるが，傍正中法を基本とし，刺入角を45°程度とするのが望ましい．硬膜外腔を抵抗消失法により確認後，電極を緩徐に進め，目的とする高位に導く（表Ⅲ-10）．電気刺激を適宜加え，疼痛部位に一致する刺激感覚の誘発を確認する．埋め込みを実施する場合，IPGは鎖骨下，下腹部，腰背部など筋膜上に埋設・固定する．

最新の刺激装置では，8極の刺激電極を2本接続し，計16極の刺激点から最適な刺激部位の組み合わせを選択することが可能である．また，専

表Ⅲ-10　刺激電極の高位

標的部位	穿刺高位	電極先端高位
前腕，手	T1～T3	C4～C6
指	T2～T4	C7～T1
下肢痛，股関節	L1～L3	T9～T12(正中)
大腿前面	L1～L3	T10～T12(外側)
大腿後面，足	L2～L3	T11～L1(正中)

用の患者プログラマを用いて，患者自身が刺激のオン・オフや設定変更が可能であり，機種によっては，患者の姿勢変化を感知し，自動的に刺激強度を調節する機能が備えられている．刺激装置の内蔵電池には，非充電式と充電式の2種類が存在し，刺激出力や使用時間によって異なるが，非充電式では3～5年，充電式では9年程度の寿命となっている．また，心臓ペースメーカーと同様に電磁干渉問題が生じ得るが，例えば，現在では一定条件下(1.5 T以下など)にMRI対応とするものが入手可能である．

(3) 合併症

硬膜外ブロックと同様に，硬膜穿刺や硬膜外出血，硬膜外感染が生じ得るが，SCS特有の合併症としては，電磁干渉や電極の位置異常に伴う不適切刺激，埋め込み部の血清腫，皮膚離開，疼痛，高位電極位置(C3)による頭痛，アレルギー反応（シリコン被膜に対する）などがある．

以上，CRPSに対する侵襲的治療の概略を述べたが，何よりも重要な点は，早期診断とリハビリテーションを中心とした集学的治療であり，侵襲的治療はその一部であることを強調しておきたい．

（伊原奈帆，津崎晃一）

文　献

1) O'Connell NE, et al：Interventions for treating pain and disability in adults with complex regional pain syndrome. Cochrane Database Syst Rev. 4：CD009416, 2013.
2) Stanton TR, et al：Local anaesthetic sympathetic blockade for complex regional pain syndrome. Cochrane Database Syst Rev. 8：CD004598, 2013.
3) Straube S, et al：Cervico-thoracic or lumbar sympathectomy for neuropathic pain and complex regional pain

syndrome. Cochran Database Syst Rev. 9：CD002918, 2013.
4) Stanton-Hicks MD, et al：An updated interdisciplinary clinical pathway for CRPS：report of an expert panel. Pain Pract. 2(1)：1-16, 2002.
5) Terkelsen AJ, et al：Experimental forearm immobilization in humans induces cold and mechanical hyperalgesia. Anesthesiology. 109(2)：297-307, 2008.
6) Allen G, et al：Epidemiology of complex regional pain syndrome：a retrospective chart review of 134 patients. Pain. 80(3)：539-544, 1999.
7) Harden RN, et al：Complex regional pain syndrome：practical diagnostic and treatment guidelines, 4th edition. Pain Med. 14(2)：180-229, 2013.
8) Malmqvist EL, et al：Efficacy of stellate ganglion block：a clinical study with bupivacaine. Reg Anesth. 17(6)：340-347, 1992.
9) Cepeda MS, et al：Defining the therapeutic role of local anesthetic sympathetic blockade in complex regional pain syndrome：a narrative and systematic review. Clin J Pain. 18(4)：216-233, 2002.
10) van Eijis F, et al：Evidence-based interventional pain medicine according to clinical diagnoses. 16. Complex regional pain syndrome. Pain Pract. 11(1)：70-87, 2011.
11) Bosco Vieira Duarte J, et al：Endoscopic thoracic sympathicotomy for the treatment of complex regional pain syndrome. Clin Auton Res. 13(Suppl 1)：158-162, 2003.
12) Livingston JA, et al：Intravenaous regional guanethidine blockade in the treatment of post-traumatic complex regional pain syndrome type 1 (algodystrophy) of the hand. J Bone Joint Surg Br. 84(3)：380-386, 2002.
13) 浅野真依子ほか：局所静脈内交感神経ブロックが著効した CRPS の 3 症例. ペインクリニック. 29(8)：1111-1114, 2008.
14) Rauck RL, et al：Epidural clonidine treatment for refractory reflex sympathetic dystrophy. Anesthesiology. 79(6)：1163-1169, 1993.
15) Kemler MA, et al：Spinal cord stimulation in patients with chronic reflex sympathetic dystrophy. N Engl J Med. 343(9)：618-624, 2000.
16) Kemler MA, et al：Effect of spinal cord stimulation for chronic complex regional pain syndrome Type Ⅰ：five-year final follow-up of patients in a randomized controlled trial. J Neurosurg. 108(2)：292-298, 2008.
17) Kumar K, et al：Spinal cord stimulation is effective in management of complex regional pain syndrome I：fact or fiction. Neurosurgery. 69(3)：566-580, 2011.

III. 治療

温冷交代浴

温冷交代浴の理論と実際

🔍 診断・治療・見極めについてのポイント
- ☑ 温冷交代浴はリハビリテーションの開始時に利用されるとよい．
- ☑ 必ずしもプロトコール通りの温度に固執しなくてよい．
- ☑ 根気よく続けることで良好な結果が期待できる．

I はじめに

複合性局所疼痛症候群 complex regional pain syndrome（以下，CRPS）治療はリハビリテーション，薬物療法，心理療法の3本柱で構成される．なかでも中心を占めるのはリハビリテーションであり，薬物療法，心理療法はあくまでも補助的治療と捉えるべきである．

リハビリテーションの導入を容易にするために温熱療法が用いられる．そのなかでも，筆者は温浴と冷浴を交代して行う温冷交代浴を愛用している．温冷交代浴は単なる温浴のみより患者の痛みを軽減し，リハビリテーションを行いやすい状態を整える効果を持つ．

筆者がCRPSに対する温冷交代浴の有用性を報告して以来，二十年が経過したが，その後，有用性についていくつかの追試報告[1)～4)]がなされ，少しずつではあるが認知されるに至っている．

本稿では再度，温冷交代浴の理論と実際を紹介する．

II 温冷交代浴の位置づけ

理学療法の導入時には痛みを緩和させることが肝要であるが，温熱療法によって罹患肢の温度を上げることができる．末梢の温度が上がれば毛細血管の拡張が起こり，血流量が増大し，局所の新陳代謝が亢進する．また適度な温熱は痛みを緩和させる効果がある[5)]．これらの効果を狙ってリハビリテーションの開始時に温熱療法を利用することが一般的である．

筆者らは，温水を個人の好みに調節できること，水圧効果で知覚過敏の場所へ適度の刺激を与えることができることなどから，かつては渦流浴を最も多用してきたが，単なる温浴よりも温水と冷水に交代で浸す温冷交代浴[6)]のほうが体表温度上昇効果，除痛効果に優れていることを見出して以来，CRPSの患者に関しては本法を第一選択としている．なお，一部で温熱療法は熱性浮腫を招来するのでCRPSなど浮腫の減退を目的とする治療にはふさわしくないとする意見[7)]もあるが，続いて行われる理学療法のなかで関節を動かせればpump効果[8)]によって浮腫は減退させることができるので，筆者はCRPSの患者に対する適応にも問題ないと考える．

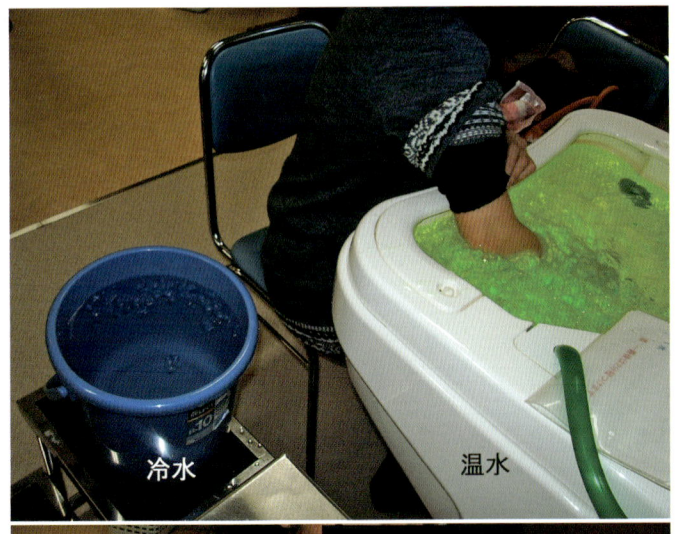

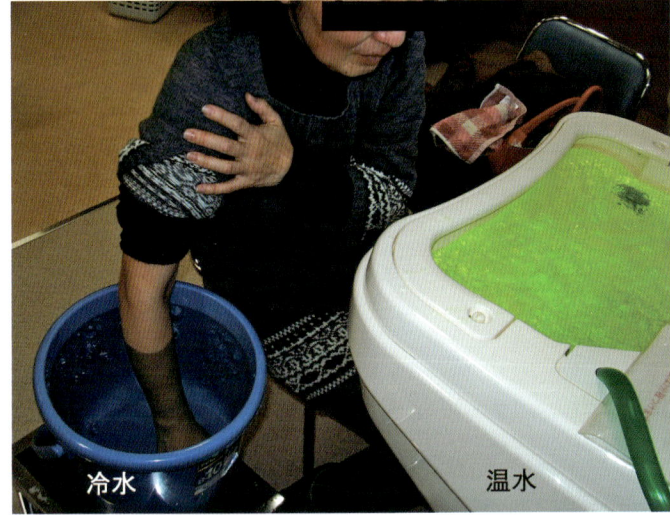

図 Ⅲ-13

温冷交代浴の実際
罹患部位が手の場合，渦流浴機器とそばにバケツを準備すると簡便である．渦流浴には 40～42℃前後の湯とバケツには 10℃前後の水を準備する．湯への浸水から始めて，湯で終わる．

Ⅲ 理論的背景

　CRPS の発生には，外傷後に生じる末梢神経の血管調節系の不均衡と，交感神経系の過緊張が深く関与しており，これらが皮膚の動静脈シャントシステムを変化させ，交感神経支配域の血流を増加させたり，減弱させたりして結果的に浮腫や温度の上下差が生じたり痛みが生じたりするとされている[9]．この状態が長く続けば末梢組織に非可逆的な変化を招来したり，視床部間脳を含めた中枢系にも永続的な変化をもたらすことが考えられる．

　一方，凍瘡の発症には寒冷侵襲に対する細動静脈の拡張収縮の不均衡が原因の 1 つとされている[10]．すなわち寒冷誘発性の大きめの細動脈の収縮と，より小さくて表層にある血管の拡張が持続すると，皮膚表面は赤変し浮腫を生じて，いわゆる凍瘡の症状を発現するとされている．この機序には自律神経系の機能低下が一因として関与していると思われる．両者とも，血管調節系の異常という点で共通点がある．

　凍瘡に対する民間療法として，地方によっては古くから温浴だけより温冷交代浴が効果的であることが知られていた．この方法は交感神経系と副交感神経系を交代に刺激しながら自律神経のバランスを回復して，凍瘡でみられるような血流の鬱滞を改善しようとするものである．凍瘡も CRPS も血管調節系の自律神経機能異常という点で類似のメカニズムが考えられ，CRPS への応用を思いついた．

　皮膚の色調の変化は CRPS でよく見られる変化

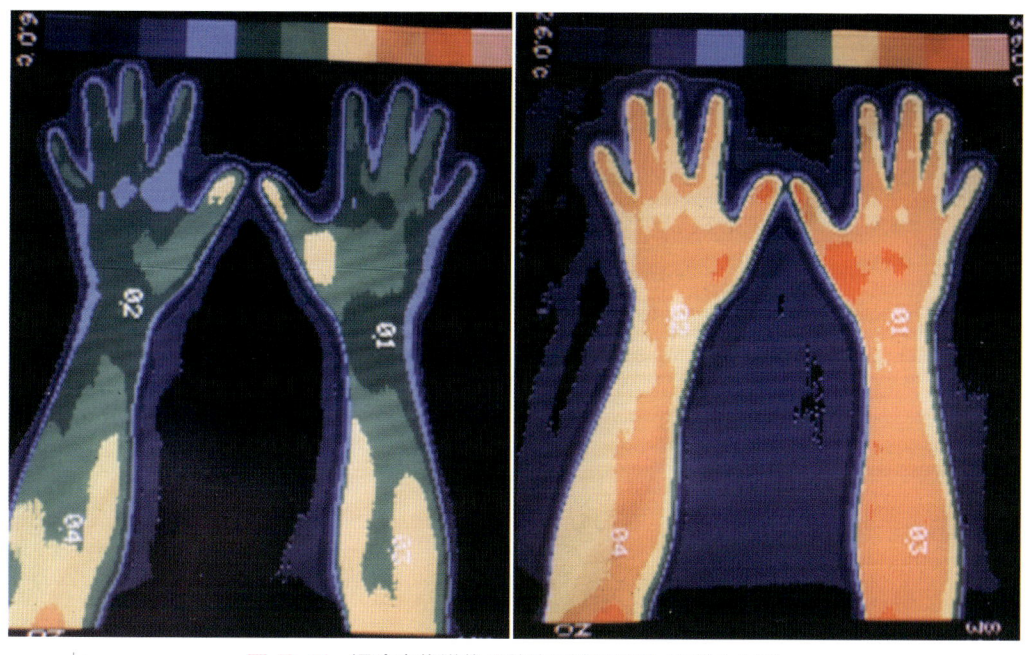

a|b　　図Ⅲ-14　温冷交代浴後の体表温度の変化(文献6より)
　　　　a：交代浴前
　　　　b：交代浴後30分前後交代浴側(右上肢)の体表温度が単なる温浴側(左上肢)の
　　　　　それより上昇している.

であるが，これは皮下の動静脈シャントの機能不全に起因するものであり，自律神経を律することで色調の改善が望まれる．また浮腫，皮膚温上昇は動静脈シャントの増加，萎縮性変化，皮膚温低下は動静脈シャントの減少から生じるとされており[11]，これらに対する是正効果も期待できる．

本療法を施行した症例の多くで，施行後の痛みの減少を自覚している．この除痛機序はMelzack[12]の"gate control"説を引用して考えれば，TENS(経皮的電気刺激療法)と同様に皮膚を通しての温冷刺激が大径神経線維を刺激し，小径線維を介して伝達されるCRPS特有の灼熱痛をブロックしてしまうための除痛効果が働いていると推論される．

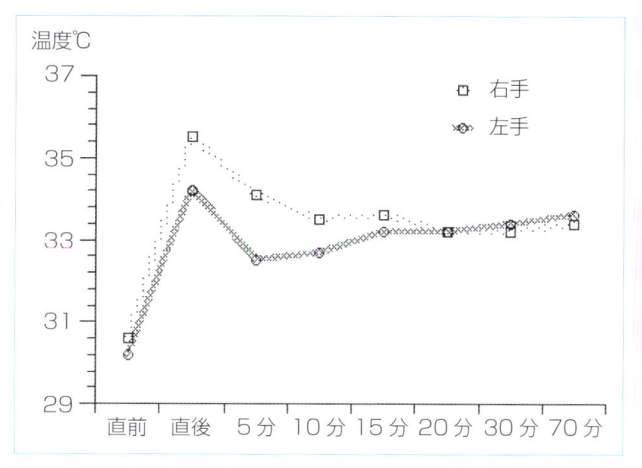

図Ⅲ-15　温冷交代浴後の手背体表温度の経時的変化(文献6より)
交代浴を行った右手の体表温度は，単なる温浴を行った左手の温度より高い状態が30分ほど持続している．
(右手：温冷交代浴　左手：単純温浴)

Ⅳ　方法

我々の行っている温冷交代浴は以下の如くである．すなわち，まず42℃前後の湯と10℃前後の水(夏場であれば水道水に氷を浮かべた程度，冬場であれば水道水そのまま)を準備する．最初に湯中へ患肢を3分間前後，続いて水中へ30秒～1分間浸し，これを4～5回繰り返した後，温水で終了する(図Ⅲ-13)．この後，患肢の自動・他動運動を行う．1日に4回以上繰り返し，患者自身の自覚的愁訴と可動域障害がとれるまで継続する．

温冷交代浴の最中は，患者は一様に冷水浸水時

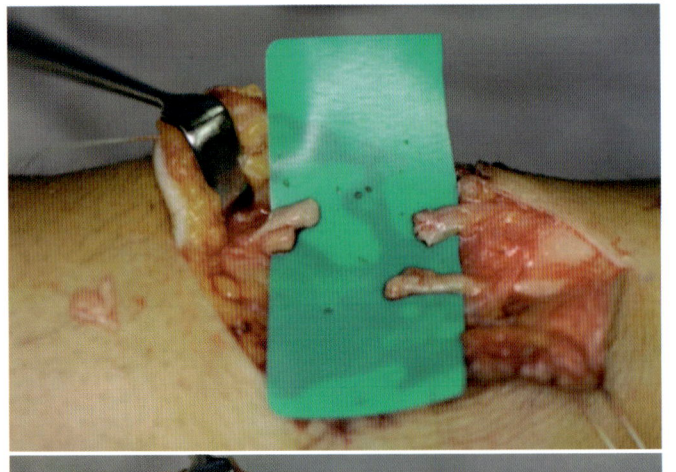

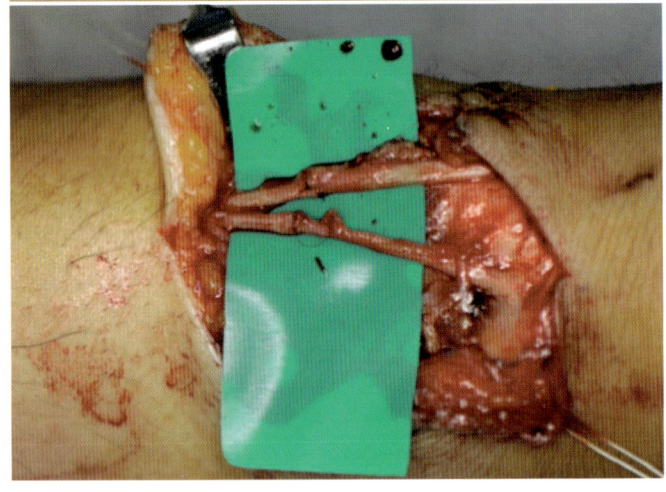

図 Ⅲ-16
症例（手術時）
橈骨神経知覚枝は完全に断裂していた．
これを一次縫合した．

に手に刺すような痛み，不快感を覚えるが，交代浴のあとは慢性的な灼熱痛がとれて喜ばれる．しかしながら，症状の強い例ではこの温度の設定が高すぎてかえって有害刺激となり，症状の増悪も危惧される．温冷交代浴を初めて試みる時には，設定温度，時間にこだわることなく，患者個々人が許容できる温度域で始めることが肝要である．この痛みからの解放時間は治療の経過とともに次第に長くなる傾向が認められる．

Ⅴ 温冷交代浴後の体表温度の変化

温冷交代浴と単純な温浴の効果の相違を知るために筆者自らの上肢を用いて温浴後の体表温度の経時的変化を調べた．42℃の湯と 10℃の冷水を準備し，右手に先述プロトコールによる温冷交代浴，左手に温浴を持続した．中止後の常温下での体表温度変化を調べたところ，温冷交代浴を施した右手，前腕の体表温度が左手のそれより施行後 30 分にわたり高くなっていることがわかった（図Ⅲ-14, 15）．これより温熱効果という観点からも温冷交代浴の方が単なる温浴より効果的であることがわかった．

症例供覧：41 歳，男性

2 週間前に左手関節橈側に切傷を受傷．皮膚縫合のみを受けたが，遠位のしびれが気になり受診．初診時，創部に一致した Tinel 様徴候，遠位部の知覚鈍麻を認めた．橈骨神経知覚枝損傷の診断のもと，探索術を施行したところ，同神経の完全断裂を認め，これを一次縫合した（図Ⅲ-16）．

術後は順調に経緯したが，3 週間前後から創部の痛みが増悪し，多毛，多汗，軽度の浮腫が出現した（図Ⅲ-17）．CRPS type Ⅱ と診断し，直ちにノイロトロピン，リリカの内服を開始し，同時に温

冷交代浴，脱感作マッサージを始めた．

発症後7週間で多毛は変わらないものの，多汗は減少した．痛みの VAS scale は 3/10 まで改善した（図Ⅲ-18）．

術後1年で，多毛，多汗，浮腫，痛みなどはすべて消失し完治した（図Ⅲ-19）．

Ⅵ 本法の適応

我々の今までの経験[6]から，発症から半年以内であれば最終的に得られる除痛効果には有意の差はないが，発症から温冷交代浴開始までの経過期間が短いほど治療所要期間が短いことがわかった．しかし，本療法が発症後長期間を経過した中枢系にも変化をきたしていると思われる，いわゆる慢性例には著効を示すとは考えにくく，CRPS の早期認識，早期治療開始が良結果につながるという CRPS の一般的法則[7)13)14]を覆すものではない．また神経損傷が原因で発症した CRPS type Ⅱ に対する温冷交代浴の効果は CRPS type Ⅰ に比して劣るし，効果発現まで時間を要するという印象を持っており，主要神経損傷から生じるいわゆる causalgia に対する本法の適応は限られると思われる．

Ⅶ 本法の利点

本療法は特別な治療器具を必要とせず，自宅でも繰り返し簡単に行え，副作用はなく安全な方法であるので CRPS の治療を根気よく指導するには説得力のある方法と言える．

今までに施術者あるいは患者から寄せられた疑問，不安の声をまとめると以下の如くになる．

質問1：1日1回でいいのか？
除痛期間，温熱効果は回数に比例するので多い方が良い．できれば1日4回以上行うことが望ましい．

質問2：1クールの中で温冷交代は何回行えばいいのか？
回数に既定数はない．時間が短い時は少なく，

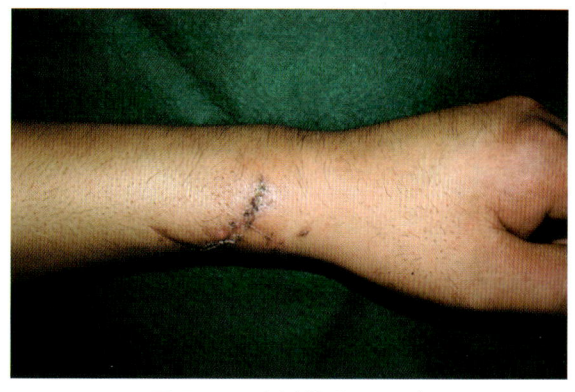

図 Ⅲ-17　症例（術後3週間）
創部の痛みが増悪し，多毛，多汗，軽度の浮腫が出現した．CRPS type Ⅱ と診断しリハビリテーションを開始した．

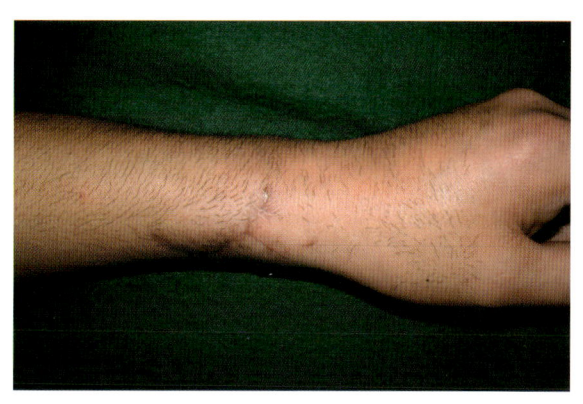

図 Ⅲ-18　症例（発症後7週間）
多毛は変わらないものの，多汗は減少した．痛みの VAS scale は 3/10 まで改善した．

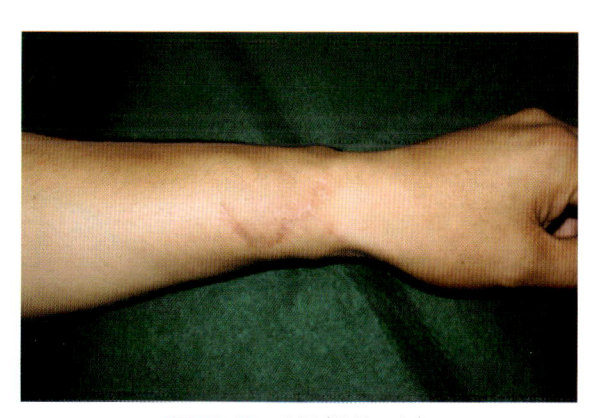

図 Ⅲ-19　症例（術後1年）
多毛，多汗，浮腫，痛みなどはすべて消失し CRPS は完治した．

長い時は多くやってよい．ただし，温浴で始め，温浴で終了するのが望ましい．

質問3：痛い手を冷水に浸すのは拷問ではないか？
必ずしも 42℃ の温水，10℃ の冷水にこだわる必

要はない．患者が耐えられる温冷水を用いるのがよい．特に冷水については冷刺激が痛いことがあるので，開始当初はぬるま湯でもよい．

Ⅷ まとめ

CRPSに対する温冷交代浴について詳説した．本療法の最も良い適応は，発症後経過の短い，治療意欲の高い患者にあると言える．

日常診療で手の発汗過多，軽度の浮腫，こわばり，外傷の有無に関係のない説明不能の痛み，それに伴った上腕骨外顆部の痛みなどがあれば早期であればあるほど効果が期待できるので，過剰診断，過剰治療のそしりを恐れず本法の施行が望まれる．

（水関隆也）

文献

1) 別所祐貴ほか：CRPSおよび類似症例に対する温冷交代浴を利用した拘縮予防の効果．日手会誌．31：1-2-22, 2014.
2) 長嶺朗ほか：橈骨遠位端骨折後に拘縮肩と反射性交感神経性ジストロフィーを続発した症例のリハビリテーションの経験．理学療法：進歩と展望．18：16-19, 2004.
3) 塚本重治ほか：肩腱板断裂術後にみられた反射性交感神経性ジストロフィー様症状の検討．臨整外．41：889-893, 2006.
4) 風間健太郎ほか：犬咬創後に発症した反射性交感神経性ジストロフィー（CRPS type 1）の治療経験．日形会誌．22：31-36, 2002.
5) 福井圀彦：水治療法．171-230, 物理療法．医歯薬出版, 1975.
6) 水関隆也：反射性交感神経性ジストロフィーに対する温冷交代浴療法の試み．臨整外．29：167-173, 1994.
7) Magness J, et al：Swelling of the upper extremity during whirlpool baths. Arch Phys Med Rehabil. 51：297-299, 1970.
8) Moberg E：Shoulder hand finger syndrome. Surg Clin North Am. 40：367-373, 1960.
9) de Takats G：Post-traumatic dystrophy of the extremities：Chronic vasodilator mechanism. Arch Surg. 46：469-479, 1943.
10) Dowd PM：Reactions to cold. Burns T. 1053-1070, Rook's Textbook of Dermatology, 7th, Blackwell Science Ltd, 2004.
11) Koman LA, et al：Complex Regional Pain Syndrome：Reflex Sympathetic Dystrophy and Causalgia. 636-666. Philadelphia：Churchill Livingstone, 1999.
12) Melzack R, et al：Pain mechanisms：A new theory. Science. 150：971-979, 1965.
13) Koman LA：Reflex Sympathetic Dystrophy. 1497-1523. J. B. Lippincott Co., 1991.
14) Poplawski MB：Post-traumatic dystrophy of the extremities. J Bone Joint Surg Am. 65：642-655, 1983.

III. 治療

リハビリテーション

CRPSに対するリハビリテーションの実際

🔍 診断・治療・見極めについてのポイント

- ☑ 治療は疼痛・機能障害の改善のためにリハビリテーションを含めた種々の治療法を集学的に行う．
- ☑ リハビリテーションを効果的に行うために周囲環境を整え，患者本人の意欲を維持する．
- ☑ 体性感覚野の可塑性変化を改善するミラーセラピーや神経リハビリテーションなども用いられるようになった．

I はじめに

複合性局所疼痛症候群（complex regional pain syndrome；CRPS）は原因や発生機序が明らかでなく，様々な治療を行うも難渋することが多い．確立した治療法はなく，各々の治療の効果は不確かである．患者の症状の訴え，治療への要求も強く有効な治療法の確立が望ましいが，難しい．

CRPSは疼痛症候群であり，治療の目標は疼痛の軽減，併発または続発する関節可動域制限，筋力低下，巧緻運動障害などに対する機能回復であり，薬物療法，神経ブロック療法，リハビリテーション療法，心理学的療法，手術療法などが行われる．

CRPSに対するリハビリテーションの目的は疼痛に対するリハビリテーションと機能障害に対するリハビリテーションの2つに大別される．CRPSに対する手術後のリハビリテーションも同様である．疼痛に対しては温熱・光線・電気刺激療法などがあり，機能障害に対しては関節可動域訓練・筋力強化訓練・作業療法・装具療法などがある．

疼痛に対する治療の効果が機能回復に対するリハビリテーションを促進し，逆に機能回復の治療の効果が疼痛を軽減するので両者を合わせて行う．

初期のCRPSでは疼痛を軽減し機能回復訓練を行えれば良好な結果を得ることもできるが，進行した例では治療に難渋し，疼痛をなくすことは非常に困難であり，機能障害の改善も困難となる．治療開始時期はwindow of opportunityとRA（関節リウマチ）などで言われるように，適切な時期に開始できるかが重要だと思われる．完全な除痛でなく疼痛のコントロール，機能障害の改善を治療目標とすることも必要だと思われる．CRPSでは体性感覚の異常が疼痛を増悪させるので，体性感覚の正常化を目指す方法が報告され行われている．また，患者周囲の環境を整えてリハビリテーションが行いやすくすることも重要だと思われる．

II 予防の重要性

日常診療でよく遭遇する外傷，それほど重症でなくむしろ軽微と思われるものにCRPSは発症することが多い．治療効果としての疼痛の軽減，機

能回復が通常予想される程度より進まないことや，通常の経過でみられる程度以上の腫脹・痛みが持続することに気付くことと，それに対して早期に対処することが重要である．元の外傷の初期治療で固定期間をできるだけ短くし，リハビリテーションなどを十分に行うことで関節拘縮や骨萎縮の発生を抑制し，二次的な器質的な障害を予防する．一度瘢痕などで膠原線維の線維化が起こると治療は長期化し，癒着・拘縮の軽快は困難となり，CRPSの発症リスクが高まる．無論，リハビリテーションのみで対処するのではなく，ほかの治療法も合わせて行う．早期にCRPSを疑い，早期治療をした方がよいが[1]，後遺症診断に大きな影響を及ぼす可能性があるため，早期に安易にCRPSの病名はつけない方がよい．

III 診　断

CRPSは国際疼痛学会の診断基準や厚生労働省CRPS研究班による日本版CRPS判定指標を用いて診断される．日本版CRPS判定指標を示す．

1 臨床用CRPS判定指標

(1)自覚的症状(病期のいずれかの時期に，以下の自覚的症状のうち2項目以上該当すること)
①皮膚，爪，毛のうちいずれかに萎縮性変化，②関節可動域制限，③持続性ないしは不釣合いな痛み，しびれたような針で刺すような痛み，知覚過敏，④発汗の亢進ないしは低下，⑤浮腫
(2)他覚的所見(診察時において，以下の他覚的所見の項目を2項目以上該当すること)
①皮膚，爪，毛のうちいずれかに萎縮性変化，②関節可動域制限，③アロディニア(触刺激ないしは熱刺激による)ないしは痛覚過敏，④発汗の亢進ないしは低下，⑤浮腫

2 研究用CRPS診断基準

上記(1)を同様に3項目以上，(2)を同様に3項目以上該当する．

精神科的な疼痛性障害との鑑別も大切である．疼痛性障害は原則6か月以上継続し，日常生活に大きな障害がある．器質的病変はないことが多い．痛みが強いがCRPS typeⅠの診断基準を満たさない例は精神科的な疼痛性障害を考慮して，精神科の診察を薦めるとよいと思われる．

IV 疼痛軽減・機能改善のための温冷交代浴，リハビリテーション

1 温冷交代浴

疼痛をできるだけ感じずにリハビリテーションを行うことが大切であり，そのためにリハビリテーションを行う前に温冷交代浴を行うとよい．温冷交代浴をリハビリテーションの一環とすることもある．温冷交代浴については別稿(69頁～)で詳述される．温かい湯と冷水に交互に浸すが，最後は必ず温浴で終了する．関節を動かしながら行うと効果的である．疼痛の増強を感じたときは中止する．単独の温浴よりも温熱効果が持続する．家庭でも可能な範囲で温冷交代浴を行ったあとにリハビリテーションを行うとよいと思われる．

2 疼痛に対するリハビリテーション（温熱・光線・電気刺激療法）

(1)温熱療法

通常の外傷，慢性疾患にも広く行われる方法でCRPSに特別なリハビリテーションの方法ではない．ホットパック，パラフィン浴，赤外線などがある．疼痛の増強を感じた時は中止する．リハビリテーションで行うものとは別であるが，がん治療に対するハイパーサーミア療法も温熱療法であり，がん細胞が熱に弱く，温熱刺激が免疫システムを刺激することで固形がんに用いるものである．

(2)光線療法

可視光線，赤外線，レーザー光線などを用い，光線治療器を患部に5～10分照射する．疼痛の軽減がのちにみられるが，初期変化で一時的に増悪することがある．

(3) 電気刺激療法

治療的電気刺激(therapeutic electrical stimulation；TES)を用いて廃用筋の改善、筋萎縮の予防、痙縮の抑制、鎮痛などを行うものと、機能的電気刺激(functional electrical stimulation；FES)を用いて麻痺筋、運動神経の刺激による機能的運動を獲得するものがある。鎮痛のために前者をCRPSに対して行う。これらは機能障害に対する治療法でもある。FESは後述するロボット治療に関連する。

3 機能障害に対するリハビリテーション
(関節可動域訓練、筋力強化訓練、作業療法、装具療法)

これらもCRPSに特別なリハビリテーションでなく通常の外傷、慢性疾患に対しても広く行われている。

(1) 関節可動域訓練

拘縮の改善、予防のために理学療法士などに介助されて行うが、徐々に患者自身の自動運動とする。疼痛を伴う場合は疼痛軽減のためほかの治療法を併用する。

(2) 筋力強化訓練

理学療法士などが徒手的に抵抗を与え、おもりや器械を用いて抵抗を加えながら行う。関節を動かさない等尺性運動と一定の抵抗下で行う等張性運動、器械を用いて一定の速度で行う等速性運動がある。関節の炎症、運動時痛が強い場合は等尺性運動を行うとよい。

(3) 作業療法

日常生活のために必要な手指の動き、食事などの動作の作業・訓練を行うことにより可能にしていくもので、作業療法士などに介助されて行う。音楽・ゲームなどを通して患者が熱中して訓練することができると訓練が行いやすくなることから、訓練の環境作りが重要である。

(4) 装具療法

関節の固定、支持で関節の負担を軽減し、固定した関節の疼痛・炎症を軽減し、ほかの関節の可動域訓練などのリハビリテーションを行いやすくする。

4 CRPSに対する手術療法後のリハビリテーション

適応となる症例は限られるが、神経剝離・縫合、神経断端の処置などCRPSに対して手術療法が行われる場合がある。CRPS手術後のリハビリテーションは手術創、術後の腫脹などに対する対処が必要であるが、リハビリテーションの方法は通常のCRPSに対するものに準じる。神経剝離など神経の伸長が問題ない例ではnerve gliding exercisesとして神経の走行の部分が十分伸長されるようにストレッチを行うことで、神経とその周囲の柔軟性を促進し神経と周囲の癒着を少なくする。

・・・・・・・・・・・・・・・・・・・・・・・・

画像診断技術の進歩によりCRPSでは脳の可塑性、身体イメージが変化することがわかり、それらを改善することで症状が緩和され、そのためのリハビリテーションの方法がいくつか報告され実践されている。

V 身体イメージの変容について

身体イメージは"自己の全身についてヒトが形成する心的な画像"とアメリカ心理学会で定義され、人が心のなかに持つ自己の身体像である。CRPSで身体イメージの変化が見られる例があり、身体イメージの変容がCRPSによる痛みを強くしている[2]。CRPS患者では身体イメージに異常を生じ、患肢が自分の身体の一部ではない[3]、自分の手のように感じない、他人の手のように感じる、誰かが異物を縫い付けた手のように感じる。また、触れられた手指を同定しにくいと感じる[4]。目に見える患肢と実際に感じる患肢が一致しない、患肢の大きさや位置の認識の異常などの報告があり、CRPS患者は手の大きさを実際よりも大きく感じ、CRPSにおける体性感覚の障害が身体イメージを拡大させ、痛みを助長することが考えられる[5]。

CRPS患者の脳機能イメージングで一次体性感覚野の体部位再現に可塑性変化が生じていることが明らかになり、患肢の手の一次体性感覚野で体

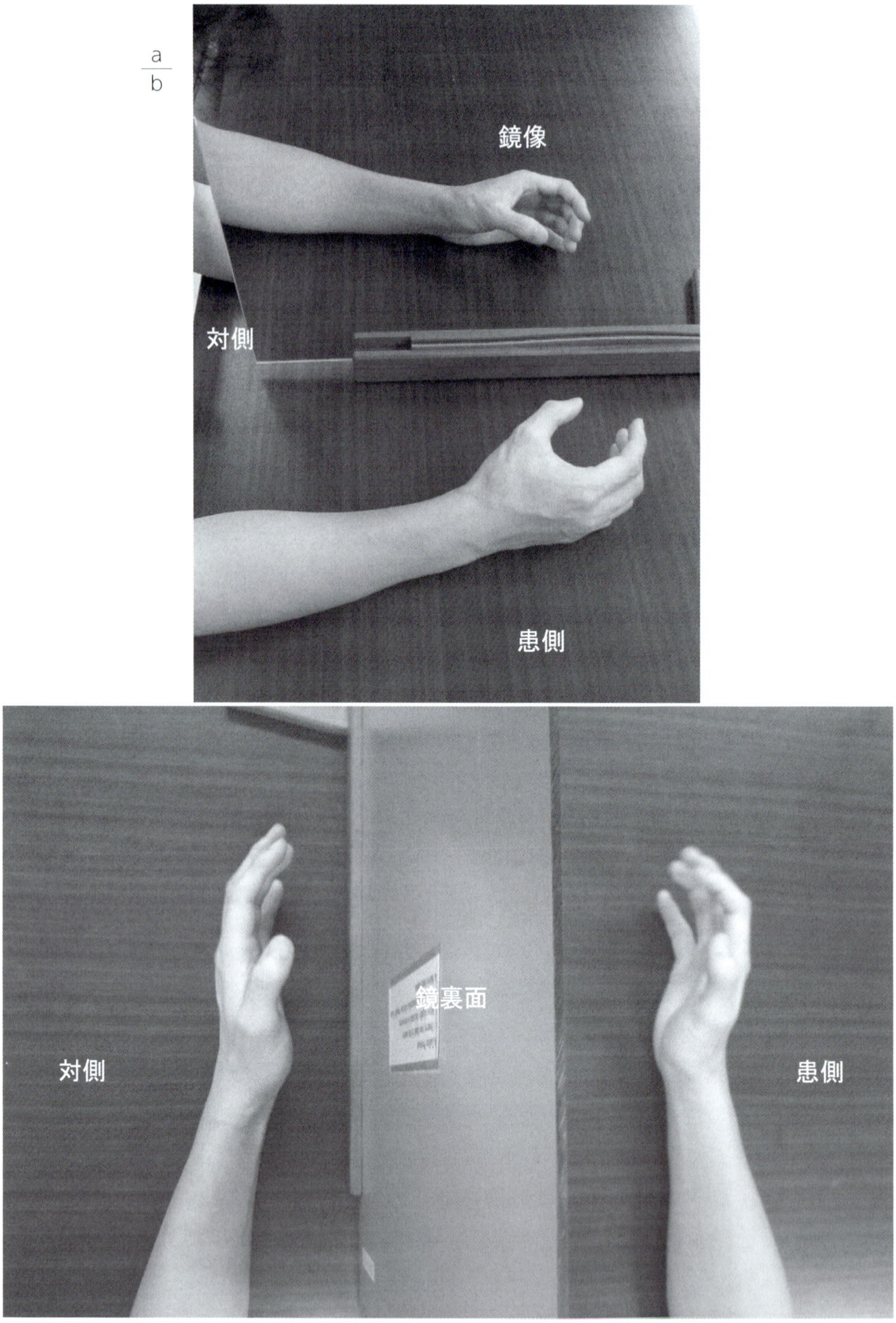

図 Ⅲ-20
a：患肢と鏡に映る鏡像
b：上から見た患肢と対側

部位再現領域が縮小し，隣接する口唇との再現領域の不明瞭化がみられる[6]．この体性感覚野の不明瞭化の原因の1つに"体性感覚入力の減少"が考えられる．CRPS患者が患肢の動きにより生じる疼痛を避け，患肢を動かさないために体性感覚入力が減少し，体性感覚野が不鮮明化し，患肢の表象されているニューロンの総数を増大させ"手が増大した""身体の腫大"などの身体イメージの拡大を起こすと考えられる[7]．

一次体性感覚野の過興奮が体性感覚野の不明瞭化，身体イメージの拡大を生じるので，一次体性感覚野の過興奮を抑制させるために，体部位再現の感覚受容野間を明瞭化させていく方法が必要で，触覚識別課題がその方法の1つとされ，CRPSに対しても有効とされる．単なる触覚識別課題より，身体を見ながらの知覚の向上は不明瞭となった体部位再現をより効果的に改善する[8]．これらに関して以下の方法などがある．

1 ミラーセラピー

ミラーセラピーは幻肢痛患者に対してRamachandranが始めたもので，CRPS症例に対して触覚識別訓練を対側の健常な四肢の鏡面像を見ながら行うと疼痛が減少し，触覚も鋭敏となる[9),10]．

触覚刺激を患肢に与え，健側の鏡像を見ながら訓練を行った群は，触覚刺激されている患肢を見た群，触覚刺激されていない健側を見た群，隠された健側を見た群よりも安静時痛・触覚が改善した（図Ⅲ-20）[11]．我々はGrunertらが発表したSt. Gallen protocolに準じてミラーセラピーを行っている．CRPSや動作特異性ジストニアの1つである手のフォーカルジストニアに対して，全例ではないが効果がみられた[12]．脳の体性感覚野の可塑性変化に関連するCRPSと運動野の可塑性変化に関連するフォーカルジストニアは原因が明らかでなく治療に難渋することや，脳の可塑性変化を改善するためのリハビリテーションが行われ，方法などが一部共通している．

2 運動イメージプログラム

ミラーセラピーに手の左右認知，手の運動イメージを組み合わせたものである[13]．手の左右認知は異なったポーズの左右の手の写真を無作為に提示し，できるだけ早く右か左を答えさせる．手の運動イメージは訓練側の異なったポーズの手の写真をみて同じポーズをまねる．ミラーセラピーは健側の鏡像をみながら手指の屈伸，対立などの運動課題を行う．脳卒中後のCRPS typeⅠ症例で疼痛を軽減させ，身体イメージも変化させた[14]．

3 CI療法(constraint induced movement therapy)

強制的に患肢を使用せざるを得ない環境で患肢のリハビリテーションを行うと疼痛が軽減する．片麻痺の患者に多く行われ，健側を拘束・固定し患側のみを使用することで麻痺側の運動機能が回復する．リハビリテーションとして健側を拘束・固定し患側の運動を行う．脳の可塑性を促進する方法である．健側を使用できないという強いストレスに見舞われることがある[15]．

・・・・・・・・・・・・・・・・・・・・・・・

運動そのものが疼痛に対して有用であるとされ，以下のものなどが関与しているとされる．

＜下行性疼痛抑制系＞

運動がセロトニン系の下行性疼痛抑制系を賦活化しミクログリアの活性化，炎症の抑制に働く．中脳中心灰白質を電気刺激すると手術時の疼痛反応が見られなかったことから，脳から脊髄へ疼痛を抑制する系の存在が明らかになり，下行性疼痛抑制系と呼ばれる．寒冷刺激や経皮的末梢神経電気刺激，関節モビライゼーションは下行性疼痛抑制系を賦活することが知られ，理学療法が疼痛に対して有用であることの理由の1つになると思われる．

＜マイオカインの活性化＞

骨格筋から産生される様々なサイトカインはマイオカインと呼ばれ，IL-6など多くのサイトカインが含まれる．代謝改善のみならず抗炎症作用を示し疼痛を軽減すると考えられる[16]．

＜内因性オピオイド＞

　ラットの神経原性疼痛モデルで，運動は運動頻度でなく運動強度に依存して内因性オピオイドを増加し，疼痛逃避行動を減少させる[17]．

Ⅵ 脳の可塑性を促すためのニューロリハビリテーション

　近年の中枢神経系の画像診断技術(ニューロイメージング)，MRI(核磁気共鳴画像法)，fMRI(機能的核磁気共鳴画像法)，MEG(脳磁図)，TMS(経頭蓋磁気刺激法)，PET(ポジトロン断層法)，近赤外線分光法を応用した光イメージ法などが発展し，これらをバックグラウンドにニューロリハビリテーション(神経リハビリテーション)が損傷後の神経機能回復の促進を目的として脳の可塑性や神経ネットワークの再構築を目指して行われている．リハビリテーションの方法は，経頭蓋磁気刺激，随意運動介助型電気刺激［HANDS(hybrid assistive neuromuscular dynamic stimulation)療法］，ロボット治療などがある．これらも脳の可塑性変化を促すので，今後CRPSに対して単独，またはほかとの複合で運動学習を促進する運動療法となり得るかもしれない[18]．

Ⅶ まとめ

　リハビリテーションを効果的に行うには周囲の環境を整え，リハビリテーションの運動，訓練を継続的に行うための意欲の維持，社会学的効果を利用する．

　運動をリハビリテーションとして継続的に行うには患者の協力を得て意欲を維持する必要がある．運動による疲労の蓄積は意欲を低下させ，疼痛を増悪させるため，最初は最大の力でなく，ゆっくりと，ストレッチを含め強い疼痛が生じない軽めの運動から始めることが大切である．リハビリテーションの開始初期に失敗すると患者に運動に対する恐怖が生まれ，運動に伴う疼痛，疲労が頭に記憶され，それ以降の運動，リハビリテーションが継続できなくなる．リハビリテーション室で同様の運動を行う仲間とともに行うなど，社会科学的効果に期待するのもよい．

　疼痛のため患者が患肢を動かさないのはある意味当然であり，運動の指導に抵抗し，非協力的となる．薬物療法などを合わせて患者自身が積極的に患肢を動かすことが重要であることを十分指導，教育し患者の理解を得る必要がある．

　一方，過度なリハビリテーションは，炎症を生じて一時的に疼痛が増悪し，結果的にリハビリテーションが滞る場合もあり，軌道に乗るまでの慎重な観察，指導も必要である．

Ⅷ おわりに

　CRPSに対する様々な治療が行われ，組み合わせる治療法に関わらずリハビリテーションが行われる．リハビリテーションは重要で機能回復の主役と思われ，通常の外傷，慢性疾患に対するものと同様に疼痛・機能障害に対するリハビリテーションなどが行われる．慢性疼痛に対する治療，研究の進歩に合わせて，CRPSに対しても新たなリハビリテーションが試みられている．CRPSに対する治療，研究が進歩することが期待される．

（有野浩司，根本孝一，尼子雅敏）

文献

1) 宗重　博，戸田克広：反射性交感神経性ジストロフィーの症状と診断．MB Orthop. 8：19-26，1995．
2) Lewis JS, Kersten P, Mcpherson KM, Taylor GJ, Harris N, McCabe CS, Blake DR：Whatever is my arm? Impaied upper limb position avvuracy in complex regional pain syndrome. Pain. 149：463-469, 2010.
3) Galer BS, Jensen M：Neglect-like symptoms in complex regional pain syndrome：results of a self-administered survey. J Pain Symptom Manage. 10：385-391, 1999.
4) Forderreuther S, Sailer U, Straube A：Impaired self-perception of the hand in complex regional pain syndrome (CRPS). Pain. 110：756-761, 2004.
5) Moseley GL, Parsons TJ, Spence C：Visual distortion of a limb modulates the pain and selling evoked by movement. Current Biology. 18：1047-1048, 2008.

6) Maihofner C, Handwerker HO, Neundorfer B, Birklein F：Patterns of cortical reorganization in complex pain syndrome. Neurology. 61：1707-1715, 2003.

7) Haggard P, Iannetti GD, Longo MR：Spatial sensory organization and body representation in pain perception. Current biology. 23：496-500, 2013.

8) 大住倫弘, 信迫悟志, 盛岡 周：複合性局所疼痛性症候群の身体イメージの変容とリハビリテーション. Pain Rehabilitation. 3：21-26, 2013.

9) Ramachandran VS, Rogers-Ramachandran D, Cobb S. Touching the phantom limb. Nature. 377：489-490, 1995.

10) Ramachandran VS, Altschuler EL. The use of visual feedback, in particular mirror visual feedback, in restoring brain function. Brain. 132：1693-1710, 2009.

11) 根本孝一, 有野浩司, 尼子雅敏：ミラーセラピーの治療経験 フォーカル・ジストニアと複合性局所疼痛症候群への応用. 日手会誌. 30：1026-1030, 2014.

12) Moseley GL, Wiech K：The effect of tactile discrimination training is enhanced when patients watch the reflected image of their unaffected limb during training. Pain. 144：314-319, 2009.

13) Moseley GL：Graded motor imagery for pathologic pain：randamized controlled trial. Neurology. 67：2129-2134, 2006.

14) 高取克彦, 松尾 篤, 庄本康治, 椰野浩司, 徳久謙太郎, 鶴田佳代：脳卒中後 CRPS type 1 に対する運動イメージプログラム (MIP) の試み. 理学療法科学. 23：661-665, 2008.

15) 道免和久, 田中章太郎：講座 脳の可塑性 運動療法. 総合リハビリテーション. 30：1389-1395, 2002.

16) 杉本 研：最新基礎医学 筋由来サイトカイン myokine. 臨整外. 48：454-457, 2013.

17) Stagg NJ, Mata HP, Ibrahim MM, Henriksen EJ, Porreca F, VAnderah TW, Phillip Malan T Jr：Regular exercise reverses sensory hypersensitivity in a rat neuropathic model：role of endogeneous opioids. Anesthesiology. 114：940-948, 2011.

18) 道免和久, 竹林 崇：Constraint-induced movement therapy (CI 療法)：最近の知見. Jpn J Rehabil Med. 50：712-717, 2013.

III. 治療

手術療法①

CRPS type Ⅱの手術療法

🔍 診断・治療・見極めについてのポイント

☑ 診断に関して，原因となった外傷や手術の情報をもとに，損傷部位と臨床症状から損傷された神経を推測し，圧痛やTinel徴候を丁寧に診察する必要がある．キシロカインテストが有効である．

☑ 手術を行うに際して，手術結果の予測は困難であるため，手術を決断するには，患者のインフォームドコンセントが重要である．

I はじめに

CRPSを発症した患者は，異常な痛みでADLが著しく障害される．難治性と考えられているが，神経損傷が原因であるtype Ⅱには，手術療法が奏功する場合があり，種々の手術法が報告されている．いずれの方法もエビデンスはなく，手術適応には慎重さが求められるが，手術が有効な症例というのは，手術を行わなければよくならない症例でもある．手術療法は重要な治療選択肢である．

II CRPS type Ⅱの疾患概念と診断基準について

1994年に国際疼痛学会IASPがCRPSという疾患を定義した際，CRPSはtype Ⅰとtype Ⅱに分類された[1]．CRPS type Ⅱは，これより前のIASPの分類では，カウザルギーとして分類されていたもので，同様にCRPS type ⅠはRSDとして分類されていたものである．IASPは，これらを同じ範疇にまとめた理由として，同じような臨床症状を呈するためとしている．この時，IASPは病態の解明や治療法の確立に役立てる目的で，同時に診断基準を提唱したが，CRPSはtype Ⅰとtype Ⅱは，先行事象が違うものとして，区別されている．

その後，この診断基準の検証，統計学的手法を用いた研究などが行われ，2004年に新たな診断基準が作成されるに至る[2]．この新しい診断基準では，1994年の診断基準で区別されていたCRPS type Ⅰとtype Ⅱの区別はせず，両者に用いることとなっている．この新しい診断基準が作成される際には，type Ⅰとtype Ⅱという分類をなくすかについての議論も行われている[3,4]．区別をする必要がないという理由として，先行事象として神経損傷があってもなくても，自覚症状と他覚所見に差がないこと，type Ⅱはmajor nerve damageという曖昧な定義になっているがどのような損傷を含むのかは明確でないこと，痛みのある患者に対し診断のために筋電図のような侵襲的な検査を行うことは面倒であること，細い神経損傷はどう扱うのか，診断的に区別しても治療は同じなので区別することに意義がないことなどが挙げられている．しかし，最終的にtype Ⅰとtype Ⅱのサブタイプは残されることとなった．

これらの診断基準は，ペインクリニックの専門医によって作成されたものである．筆者は整形外科医の立場からCRPSの治療には，その原因や治療経過は重要であり，特に神経損傷によって生じたCRPS type Ⅱは，手術療法によって軽快するものがあることから，type Ⅰとtype Ⅱの区別は重要と考えている．

表Ⅲ-11　CRPS type Ⅱの主な手術法

- 神経剥離術
- 神経縫合術
- 神経移植術
- 断端神経腫切除術
- 神経断端骨内包埋術
- 神経断端筋肉内被覆術
- 神経広範囲切除術
- 人工神経
- フェノールブロック

Ⅲ　CRPS type Ⅱの病態について

神経損傷後に灼熱痛と呼ばれるような強い疼痛を生じる原因として，一般に理解されているものは，神経断裂後の断端神経腫による疼痛である．神経の損傷様式としては，完全断裂のほか，部分断裂のこともある．太い主要神経の損傷のみではなく，細い皮神経の損傷でも同様の症状を呈する．針刺し損傷によるperineurial windowが原因となることも報告されている[5)6)]．このほか，瘢痕や癒着による絞扼が原因の場合もある．

刃物による開放性損傷や切断肢などでは，神経損傷の存在は容易に想像できる．あまり認識されていないのは，手術の際の皮神経損傷である．具体的には，手術の展開操作，関節鏡手術の際のポータル作成，骨折手術時の鋼線刺入や内固定材料の抜去時などの皮神経損傷である．手術においては，主要な神経だけではなく，手術書に注意するように記載されている皮神経にも十分注意すべきである．

切断肢を除き，神経損傷の病態を判断することは，必ずしも容易ではない．切断肢の場合，神経が断裂し断端神経腫が形成されていると考えられるので，解剖学的な神経の走行部位に強い圧痛が認められれば間違いない．それ以外の場合，末梢神経の支配領域に麻痺があれば診断しやすいが現実的には稀であり，多くの場合症状は痛みとしびれだけである．その場合手がかりとなるのは，局所に限局した頑固な強い圧痛とTinel徴候である．キシロカインテストは針を刺すことになるため，行いにくい場合があるが，有用である[6)7)10)]．

画像診断は，太い神経の断端神経腫はMRIで描出できる場合があるが，多くの場合無効である．

Ⅳ　手術適応

手術適応は，明らかな外傷・手術の既往があり，局所症状から神経損傷・障害が原因と考えられ，異常な痛みで患者のADLが著しく障害されているが，保存療法が無効で，最後の方法として手術を選択する場合である．

手術を行う上で悩ましい点は，術前に病態を診断することが容易ではない場合があり，また，病態がある程度予想できても，手術結果を予測することは困難である[7)]ということである．このため，手術によって症状が改善する可能性はあるものの，手術結果が必ずしも確実でないことを患者が理解している必要がある．堀内らは，手術によって，その病態が初めて明らかとなるものがあり，それらは手術をしなければ改善されることはない[7)]と述べているが，病態が曖昧で，手術に踏み切らざるを得ない場合，特に患者との良好なコミュニケーションが必須である．

このほか，手術を検討する際には，患者背景，精神状態，労災・交通事故など社会的問題を考慮し，詐病，Munchhausen症候群[8)]も念頭に置いておく必要がある．

Ⅴ　CRPS type Ⅱの主な手術法（表Ⅲ-11）

経験的に有効な手術法が種々報告されている．

手術によって神経損傷部を展開し，痛みの原因となる病態を見つけて適切な処置を行えば劇的に疼痛が消失する場合は多くある．一方，痛みがとれない場合もあり，中枢性の感作，精神・社会的問題などの要因が指摘されている．

1 有連続性の神経損傷・障害に対して

1）神経剥離術

外傷や手術による瘢痕や癒着による絞扼が原因で，神経自体が有連続である場合，神経剥離術が有効な場合がある[7]．筆者は，肘部管症候群の診断で尺骨神経の皮下前方移行術を受けた後に，異常な痛みを訴えていた患者で，前方移行された尺骨神経が肘部管に戻らないように制動に用いられた筋膜による絞扼が原因であった症例を2例経験している[9]．これらの症例では，神経剥離術＋筋層下前方移行術が有効であった．

2）Perineurial window 拡大術

Perineurial window とは，神経周膜の欠損部から神経線維がヘルニアのように突出し，同部分で絞扼される状態を言う[5]．高山らは，針刺し損傷が原因による1〜1.5 mm 大の小さな window が問題であり，顕微鏡下に window を拡大し，絞扼を開放することで症状が軽快することを報告している[6]．

3）フェノールブロック

落合が考案した方法で，神経損傷部を展開し，5％フェノールを注入する方法である[10]．

フェノールの薬理作用は濃度依存性で2〜3％の低濃度で使用すれば局所麻酔効果，5〜10％で使用すれば蛋白変性効果がある．1936年，Putnam と Hampton が神経破壊薬として臨床応用して以来，癌性疼痛や痙性に対するくも膜下脊髄ブロックなどで使用されている．持続は一過性であると言われているが，我々の症例では比較的長期に効果が持続している．有連続損傷では，フェノールが広がり過ぎないように障害部位の近位を血管テープで圧迫しながら，神経幹内に注入する．注入量は0.3〜2 ml である．断端神経腫では，断端神経腫を切除し，注入する．

2 完全断裂した神経に対して

1）神経縫合術・神経移植術

末梢神経が断裂し断端同士が離開してしまうと，近位断端には断端神経腫となり，痛みの原因となる．近位断端からの軸索は，Waller 変性の生じた遠位断端内に再生するのが最も生理的で，痛みが生じにくいと考えられるため，断端を新鮮化し，端々縫合が可能であれば神経縫合術の適応である．しかしほとんどの場合神経断端は退縮するので，端々縫合は困難である．その場合神経移植という選択肢があるが，移植神経採取部の痛みの問題が若干危惧される．

堀内らは，神経剥離術が無効であった難治性の有連続性尺骨神経障害の痛みに対し，やむなく障害部の神経を切除して神経移植を行い，麻痺症状は残存したものの痛みが消失した症例を報告している[7]．術後運動麻痺が生じるデメリットよりも痛みの消失のメリットの方が大きかったという貴重な報告である．

2）断端神経腫切除術

近位断端に生じる断端神経腫が痛みの原因であるとの考えから古くから行われているが，効果がない場合や再発する場合がある．Seddon は，著書の中で，断端神経腫のみの切除術は無効であるが，広範囲に切除すれば70〜80％で効果があったと記載している[11]．そのメカニズムは不明である．

筆者は，①皮下は知覚神経終末組織が豊富で，また外部からの刺激を受けやすく，②関節に近いと，関節が動くことで断端神経腫が癒着した状態で神経が牽引されることが問題と考え，皮下から遠く，神経に緊張がかからないように，断端が深部に位置するところまで長く神経を切除している．この方法は皮神経や切断肢では可能であるが，分枝の損傷で，すぐ近位に機能している別の分枝がある場合は行えない．

症例を供覧する．この症例は，不覚にも筆者が手術によって CRPS type Ⅱを発症させてしまい，治療した症例である．

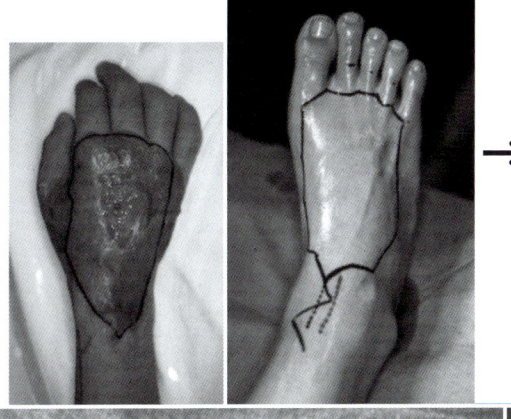

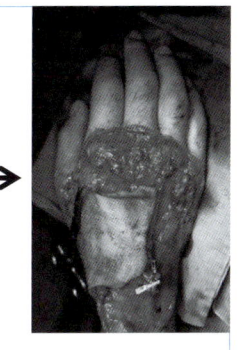

図Ⅲ-21
症例
a：当科初診時の手の状態
b：遊離腱付き足背皮弁術によって手指伸筋腱と皮膚を再建した．
この時，深腓骨神経と浅腓骨神経を切断した．
c：術後の手の状態
d：術後の足の状態

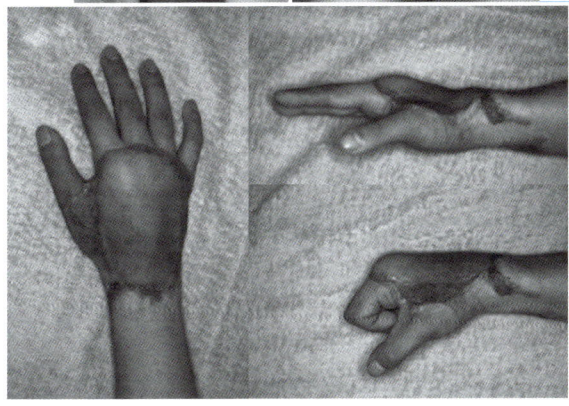

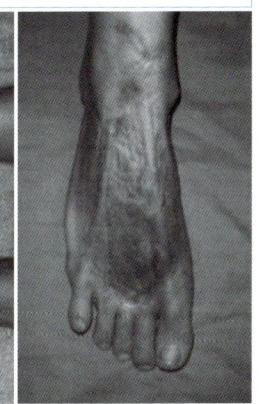

症　例：23歳，男性．工場勤務

　1997年3月，就業中に右手背に熱傷を受けた．手背に広範囲に皮膚欠損が生じ，4月に近医で遊離植皮術を受けた．しかし中央部に一部皮膚欠損が残り，また，手指が動かない（図Ⅲ-21-a）という主訴で5月に来院した．手指に軽度の拘縮があり，手指MP関節の自動伸展が不能で，手指の屈曲も不良であった．しばらく手指のリハビリテーションを行った後，手指伸筋腱の強い癒着あるいは欠損と考え，7月に伸筋腱と皮膚を一緒に再建する目的で，当時報告があった遊離腱付き足背皮弁の手術を行った（図Ⅲ-21-b）．皮弁採取部である足背には遊離植皮術を行った．

　その後，皮弁は生着し，リハビリテーションも順調で，手指はよく動くように回復した（図Ⅲ-21-c）が，翌年4月頃，皮弁採取部の右足の疼痛が強くなり，歩行困難とのことで再診した（図Ⅲ-21-d）．足背近位部2か所に強い圧痛を認めた．足背から腱付き皮弁採取時に深腓骨神経と浅腓骨神経を切断していたため，断端神経腫による症状と考えられた．手術を行ったところ，やはり断端神経腫が認められた．断端神経腫があった部分のすぐ近くに短母趾伸筋があったため，断端神経腫を切除し，短母趾伸筋を脱神経させて，その中に神経の断端を埋没させた．これによって痛みは消失した．

　しかしその後，痛みが再発し，翌年3月に再診した．痛みが強く，歩行困難となっていた．足背に限局した強い圧痛があり，SLR test（straight leg raising test）が陽性であった．圧痛部位をキシロカインでブロックすると疼痛が軽減した．再度手術を行った．手術は，深腓骨神経と浅腓骨神経の断端神経腫を確認し，それに連続する近位の神経を足関節の近位10 cmまで剥離し，断端が下腿深部の筋層下に入るように長く切除した．これによって痛みは消失し，歩行も正常に回復した．術後8年経過した頃，別の疾患で来院したが，再発はないとのことであった．

3）神経断端骨内包埋術

骨にドリルで穴を開けて，断端神経腫を切除し新鮮化した神経断端を骨内に埋没させる方法である．断端は骨内にあるため，外部の刺激を受けない．

4）神経断端筋肉内被覆術

断端神経腫を切除し新鮮化した神経断端を深部の筋肉内に埋没させる方法である．先述の症例のように，おそらく単に神経断端を筋肉内に入れておくだけでは一時的に効果があっても再発の可能性があると考えられる．

5）神経広範囲切除術

石井が考案した方法で，山下らが報告している[12]．この方法は，神経損傷部を展開し，近位断端を3cm以上切除することに加えて，分枝を含めた遠位側の神経を皮切の許す限り可及的に切除するというものである．彼らは，末梢に残存した変性した神経と隣接する健常神経との間に刺激の伝達システムが形成されるという仮説を提唱し，疼痛刺激を伝達する役割を持つ神経ペプチドの1つとしてサブスタンスPの存在を指摘している．

6）人工神経

Inadaら[13]は，断端神経腫を切除した後，polyglycolic acid（PGA）-collagenで作成した人工神経を用いて神経を架橋し，良好な成績を報告している．ほかにも断端神経腫に対しシリコンチューブや吸収性の人工神経を用いた基礎的研究の報告は多くあり，臨床応用した報告も散見される[14][15]．現在，本邦においても人工神経が市販されているが，神経断端を人工神経で被覆する方法は有効な可能性がある．

7）フェノールブロック

フェノールブロックの応用については先述した（Ⅴ．1-3，84頁参照）．

Ⅵ　最後に

CRPS typeⅡには手術療法で痛みが劇的に改善するものがある．しかし，術前に病態を判断することが必ずしも容易ではなく，また，手術結果を予測することが困難な場合が少なくない．このため，手術を行う場合，術前に患者によく説明し，十分な同意を得ておく必要がある．そして，手術を行うに当たっては，病態とそれに適した手術法をいくつか想定して臨むべきである．

（西浦康正，原　友紀，村井伸司，
神山　翔，岩淵　翔）

文　献

1) Merskey H, et al：Classification of Chronic Pain：Descriptions of Chronic Pain Syndromes and Definitions of Pain Terms, 2nd ed. IASP Press. 40-43, 1994.
2) Harden R, et al：Proposed new diagnostic criteria for complex regional pain syndrome. Pain Med. 8：326-331, 2007.
3) Harden RN, et al：Complex regional pain syndrome：practical diagnostic and treatment guidelines 4th ed. Pain Med. 14：180-229, 2013.
4) 西浦康正ほか：CRPSの診断基準と早期診断・早期治療．末梢神経．25：19-26，2014．
5) 末松典明ほか：注射針による上肢末梢神経の器械的損傷20例．日手会誌．15：575-577，1998．
6) 高山真一郎ほか：医原性末梢神経損傷―針による器械的損傷の手術例について．日手会誌．19：189-192，2002．
7) 堀内行雄ほか：神経因性疼痛に対する治療―手術療法の立場から―．日手会誌．20：461-465，2003．
8) 浅井昌弘：Munchhausen症候群．臨床精神医学．23：185-189，1994．
9) 西浦康正ほか：肘部管症候群術後に頑固な肘の疼痛と前腕以下のしびれを訴えていた3例．末梢神経．23：289-290，2012．
10) 落合直之ほか：CRPS TypeⅡに対するフェノール ブロックの有効性．末梢神経．22：331-332，2011．
11) Seddon SH：9 Nerve Injuries causing Pain. 139-152, Surgical disorders of the peripheral nerves, Churchill Livingstone, 1975.
12) 山下敏彦ほか：反射性交感神経性ジストロフィーに対する手術療法．MB Orthop. 8：53-57，1995．
13) Inada Y, et al：Effective surgical of complex regional pain syndrome（CRPS）using a PGA-collagen nerve guide tube, with successful weaning from spinal cord stimulation. Clin J Pain. 23：829-830, 2007.
14) Kim J, et al：Reconstruction of a painful post-traumatic medial plantar neuroma with a bioabsorbable nerve conduit：a case report. J Foot Ankle Surg. 40：318-323, 2001.
15) 鈴木修身ほか：中手骨骨折後に発症したCRPS TypeⅡに対し人工神経で治療した1例．末梢神経．23：344-345，2012．

III. 治療

手術療法②

CRPS に対する手術治療
―病態別治療と生体内再生治療―

🔍 診断・治療・見極めについてのポイント

☑ 2002 年から日本で PGA-Collagen tube の第一臨床例として CRPS type Ⅱ (causalgia) の根治例を報告して以来，CRPS type Ⅱ・type Ⅰに至るまで診断基準に合致する 300 例単位の症例に，客観的評価から一定の生体内再生治療が行われ長期経過観察の結果，79％の患者がすでに社会復帰を果たした．

☑ これまで電気生理学的検討に否定的であった国際疼痛学会 (IASP) も一転，2008 年診断フローチャートでの客観的検査を重要視する見解を示し，病態解明・病因追求から根治治療へと向かう潮流が生まれつつある．

I はじめに

神経障害性疼痛 (neuropathic pain) とは，神経の損傷あるいはそれに伴う機能異常により起こる痛みで，様々な知覚障害を伴い，国際疼痛学会 (international association for the study of pain ; IASP) は，体性感覚系に対する損傷や疾患の直接的結果として生じている疼痛と定義，日本ペインクリニック学会 神経障害性疼痛薬物治療ガイドラインによれば，そのなかの代表的難治性疼痛に CRPS を分類している．

これまで，CRPS に対する科学的に有効な治療法は存在しないとされ[1]，その理由としては，一定の診断基準に沿った大規模な報告がないことが挙げられてきた．国際疼痛学会は，2008 年にこれまで疼痛性疾患への電気生理学的検査を避けるように記載してきたものを一転，神経障害性疼痛の診断フローチャートで，障害神経の解剖学的神経支配に一致した領域に観察される感覚障害の他覚的所見と，神経障害性疼痛を説明する神経障害，あるいは神経疾患を診断する検査所見の 2 項目を最も重視するとした．我々は 2002 年から一貫して CRPS の客観的評価を行い，末梢神経障害の局在を証明できるものに病態別外科治療を行い，直接神経損傷のある患者の障害神経を切除し，我々が開発してきた polyglycolic acid-collagen tube (PGA-C tube)[2)-5)] による末梢神経再生を生体内で行わせることによって，これまで中枢性操作説で説明されてきた様々な臨床所見が完全に消失することを証明し，既に同一診断基準に合致する[6)] 300 例の臨床応用の長期例でも 79％の患者が good & excellent を示し，社会復帰を果たしてきた．しかしながら，13％程度と高頻度に self-induced disorder がみられたことから，改めて手術適応と，患者選択が非常に重要であること，PGA-C tube のみで治療できる症例は僅かであること，病態はほかに広範囲筋膜炎（阻血性，炎症性)，そして複合性原因として種々の四肢病変が絡み，名称通り複合性 (complex) 疼痛症候群を示すことが明らかになってきた．すなわち診察・検査して局所病態を

明確にできず，治療計画を描けない患者に生体内再生治療の適応はないと言える．我々が提唱する京大式 PGA-C tube を主体とする生体内再生治療は，CRPS と診断された患者の僅か約 14％程度に適応されるにすぎないが，病態別原因治療と患者選択を誤らず，PGA-C tube を主体とする以下に述べる治療方針を用いれば，局所的な手術療法は持続する末梢神経感作の根治的治療法になり得るものである．CRPS の実際の治療対処者が，pain clinician ということもあって，その適応決定には不慣れな場面もあるかもしれないが，中枢神経感作の薬物治療でのコントロール不可能な例には，まず念頭に置くべき選択肢と言える．

II 生体内再生治療(*in situ* tissue engineering)2)〜5)

末梢神経損傷の予後を正確に判定するには困難を伴う．そこで末梢神経損傷部の電気生理学的検討を行うことにより，伝導性を証明できない場合に障害部を切除，神経束間瘢痕が消失して正常な神経束断端が露出するまで鋭利なカミソリでデブリドマンを行い，末梢部にも同様の操作を行い，末梢部の正常神経束断端を確認したのち，神経欠損部を PGA-C tube で架橋形成する．生体内再生(*in situ* tissue engineering)という言葉とは，欠損した組織を生体内のその部位，即ち *in situ* で再生させる手法である．この手法では細胞や増殖因子などを使わずに組織を再生させることが可能であるため，再生医療として既に臨床応用されている．これは人間の体を培養シャーレとして使う方式で，局所に再生の足場 scaffold（主にコラーゲン）を置き，主に周囲から動員される生体由来の増殖因子，細胞などの力で組織を再生させる．生体内の組織の維持と再生（治療）は，その局所における環境（「場」の力）が支配しているという考えに基づいた手法である．神経再生の可能性があるものは神経剥離術にとどめ，周辺血行が不良な場合には再血行化のため血管柄付き脂肪弁（組織）再建を行

い，組織再生に適した「場」を局所に作る．この一連の治療を総称して，末梢神経の生体内再生治療と呼んでいる．大切なことは損傷神経への恒久的血行を付加することであり，周辺瘢痕の状況，神経周膜の欠損や神経束自体への損傷のために，この治療手技に遊離血管柄組織移植しか方法がないことがある．この場合，長らく疼痛の存在した四肢では静脈の吻合に困難を極める場合が多く，注意が必要である．この治療には，極めて高度な微小外科手術手技を要するため，初回手術医が人工神経を得たからといって再度の挑戦が許されるべき手術ではなく，術者に一定のトレーニングを課すべき手術と考える．

III CRPS の病態別治療

1 直接神経障害による CRPS3)4)

単一神経障害で生じた末梢神経障害後神経腫の中枢末梢部から発芽し，近隣の神経，皮膚，軟部組織にまで達し，拘縮，運動障害，拡大する様々な神経障害が生じる．これまで自家神経移植は末梢神経欠損の黄金の手術法と信じられてきたが，我々の経験してきた指レベルで移植されたものでも CRPS と診断された例では，自家神経移植片自体が中心部壊死をきたしていた．状況によっては初回手術例自体がうまく機能していないことも想定しなければならない．これまで，術中電気診断下で伝導性が損傷されていない部分を切除して人工神経管である PGA-C tube での架橋形成によって置換されたのちに，これまで中枢性感作で説明されてきた振戦，異痛症，拘縮などの症状が完治したことを報告してきた．バイアスを除くために，多数例，同神経損傷，同一術者，日本版 CRPS 診断基準合致例の長期例の手術成績検討が必要と考え，2010 年の日本整形外科学会総会シンポジウムで結果を報告した．CRPS の診断指標を満たす末梢神経障害性疼痛症例に対する PGA-C tube を主体とする生体内再生治療は，指神経，浅腓骨神経，伏在神経，橈骨神経浅枝などの minor nerve の機

能障害と疼痛を有意に改善し，80～90％の社会復帰率と5年後の予後を有意に改善した．現在のところ，指神経レベルで，伴走する指動脈の閉塞がなく全身性合併症のない状態で，京大式PGA-C tubeでの1年後の知覚回復は40 mm以内と以下で有意差を生じたが，ほかの人工神経ではCRPS状態への適応すらない．基礎実験モデルとしては現在の神経障害性疼痛の実験モデルとなっている，坐骨神経五重神経絞扼モデルが一致する．

我々の治療中，別の病態の原因が生じる可能性が示唆されてきた．この新しい仮説は末梢総和障害と称した．

2 末梢総和障害によるCRPS[7)8)]

脊髄刺激装置（PISCES）でもコントロール不能であった橈骨骨折後CRPS type Ⅰ症例を手術的に根治し2007年Clin J Pain誌に報告した[7)]．橈骨骨折後の橈神経障害とともに合併する正中神経障害，滑膜炎などの複数軟部組織の複合外傷による難治症例群を，各部位の治療をすることで根治に至らしめたが，これは我々が以下に提唱する末梢総和仮説として世に問うきっかけとなった症例である．米国のDellon[9)]は我々の症例を引用しつつ，自らが過去にCRPS type Ⅰと診断した100例を再評価したところ，そのうち80％が明瞭な神経障害のあるtype Ⅱであり，自らのmisdiagnosisであったことを報告し，さらに複数病変個々の症例が末梢神経治療戦略で，80％の症例がgood & excellentの結果を示したと報告している．我々は，この病態を末梢総和仮説（hypothesis for the sum of factors concern peripheral disorders；SFPD hypothesis）[8)]として提唱した．

また，献血後神経障害と言われた症例の多くの病態が，この末梢総和仮説で説明され，同時に良好な治療成績が得られたことを報告した[10)11)]．この仮説が正しいのかを証明するために，潜在的上肢の絞扼性神経障害である手根管症候群，肘部管症候群のスクリーニングテストを，肩関節外転（shoulder-abduction），肘関節最大屈曲位（elbow flexion），Phalen肢位の頭文字をとってSAEFP testと名付け，マニュアルを策定し，このテストを献血前に30秒行うことで当日献血を希望される善意の献血者にセルフチェックしてもらい，辞退するかの自主選択をお願いした．平成25年度のテスト実施者は37万人を超え，穿刺に伴う神経障害，神経損傷のための受診件数，発生率が減少し，手の外科医での受診を依頼されたところ，手根管症候群の潜在的原因が判明し，治癒までの期間短縮につながったことが報告されている[12)]．愛知県赤十字センターでも[13)]，平成23年度と24年度SAEFP test を導入後の医療機関受診者の受診からfollow-up終了時までの平均経過日数が，147日から77日へと著しい減少を認めたと報告された．現在，奈良県で認められた現象が，各地で再現性をもって認められており，今後の動向を見守りたい．

治療は末梢神経生体内再生の是非をまず検討し，上肢，下肢を含めて注意深く理学的所見を採り客観的検査を行い，個々の病態治療を的確に行う必要がある．重要な点は，その各々，あるいは複合的な組合せでの治療効果の判定を，患者自身と客観的第三者の前において選択的ブロック後にVASの4/10以下の治療効果だけではなく，ADL上の明確な改善をお互いに確認，治療のゴール設定をあらかじめ行っておくことである．臨床上の特徴は，合併する複数の軽微あるいはsubclinicalな病態は，異所性の侵害刺激が遠隔部の痛みを抑制するDNIC（diffuse noxious inhibitory controls：広範囲障害抑制性調節）によって調整下にあることが多く，患者自身が客観的所見が出ていてもその存在自体を自覚していないことがある．治療に当たってはその点を十分に説明して，治療計画にあらかじめ織り込んでおかないとのちに大きな問題を引き起こすことになる．

この病態では，末梢神経生体内再生に加えて，潜在的かつ客観的に証明される複数個々の病態治療を，必要性に応じて段階的にすすめていくべきである．

3 広範囲筋膜炎を主因とするCRPS

実験的阻血再還流モデルによる深部組織障害に

よる CRPS type Ⅰ 発生仮説[14)15)]はすでに報告されており，これは臨床的には missed compartment syndrome；compartment syndrome 後拘縮例にあたる．臨床経過は CRPS type Ⅰ と酷似するが，初期段階の筋区画圧測定によってしか確定診断はできない．陳旧例の治療は確立されていないが，最重症例と考えられる神経伝導性が証明されない阻血性拘縮例からの回復例をすでに我々は報告している[16)]．上肢ではまず尺骨神経運動枝から徐々に回復していくものの，たとえ腱移行，指節間関節固定などを行っても，上肢として僅か 2 kg 程度の上肢の把持機能のみが回復するにすぎない．逆に，下肢では比較的早期から機能肢となるが，電気生理学的な証明には極めて長期の時間を要する．一方，頻度は少ないが炎症性に同じ筋膜特異性に病変を持つ群が存在する．これらの疾患には sero-negative RA 関連病変，好酸球性筋膜炎などが鑑別に挙がるが，生検以外に確定診断の方法はなく今後の大きな課題である．

4 心因性，中枢性，Pure CRPS の可能性

我々は，これらの病態を否定するものではない．密接に今までに述べた 1〜4 の病態が絡みあうところに，さらに社会的因子が加わり混迷を深めるのであろう．しかし，それが診断や治療の回避の理由にはならず，治療すれば改善し得る病態があるのであれば真摯に向き合うべきである．

Ⅳ 手術適応

手術適応は，病態の類推が可能であり，治療ゴールを設定できることが最低条件となる．末梢神経損傷に対しては生体内再生治療を原則とし，個別の疾患には DNIC に注意を払いながら適切な疾患治療の計画を立てる必要があり，これまでに述べた病態説明，治療計画，治療終了時設定，予後の推定，患者家族間協力など，どれが欠けても手術という侵襲的治療の対象とはならない．さらに，①主となる末梢神経障害の客観的障害の確認，②神経ブロックの効果が 4/10 以下，③屈筋腱滑膜炎症状が強い場合に，選択的トリアムシノロン投与での一時的な TAM 改善を確認できること，④徹底的な全身検索，局所的検索に加えて社会基盤整備の徹底，⑤善良なる第三者を加えて個別のゴール設定を行えることが条件である．厳密には労災・交通事故の補償などの疼痛利得がある場合には排除・症状固定後に自らの保険治療を用いて治療させることが望ましい．重ねて言うが，この手術の難易度は高く，末梢神経外科に精通した熟練の microsurgery が必須となり安易に行われるべきではない．

（稲田有史，諸井慶七朗，中村達雄，森本　茂）

文　献

1) Forouzanfar T, Koke AJ, et al：Treatment of complex regional pain syndrome type Ⅰ. Eur J Pain. 6(2)：105-122, 2002.
2) Matsumoto K, Ohnishi K, Kiyotani T, et al：Peripheral nerve regeneration across an 80-mm gap bridged by a polyglycolic acid(PGA)-collagen tube filled with laminin-coated collagen fibers：a histological and electrophysiological evaluation of regenerated nerves. Brain Res. 868：315-328, 2000.
3) Inada Y, Morimoto S, Takakura Y, et al：Regeneration of peripheral nerve gaps with a polyglycolic acid-collagen tube. Neurosurgery. 55：640-648, 2004.
4) Inada Y, Morimoto S, Moroi K, et al：Surgical relief of causalgia with an artificial nerve guide tube：Successful surgical treatment of causalgia. Pain. 117：251-258, 2005.
5) Nakamura T, Inada Y, Fukuda S, et al：Experimental study on the regenetation of peripheral nerve gaps through a polyglycolic acid-collagen (PGA-collagen) tube. Brain Res. 1027：18-29, 2004.
6) Sumitani M, Shibata M, et al：Development of comprehensive diagnostic criteria for complex regional pain syndrome in the Japanese population. Pain. 150(2)：243-249, 2010.
7) Inada Y, Moroi K, Morimoto S, et al：Effective surgical relief of complex regional pain syndrome (CRPS) using a PGA-collagen nerve guide tube, with successful weaning from spinal cord stimulation. Clin J Pain. 23(9)：829-830, 2007.
8) 稲田有史，諸井慶七朗，中村達雄ほか：橈骨骨折後 CRPS typeⅠと診断された難治例に対する生体内再生治療—末梢総和仮説の提唱．末梢神経．21(2)：236-238, 2010.
9) Dellon AL, Andonian E, et al：CRPS of the upper or lower extremity：surgical treatment outcomes. J Brachial Peripher Nerve Inj. 20(4)：1-4, 2009.
10) 嶋　裕子，喜田久美，菅野和加子ほか：血管穿刺時の神経損傷・神経障害の新概念による病態解明とその予防　その1　過去約2年間に神経損傷・神経障害の疑い

で病院を受診した当センター 10 症例の検討. 血液事業. 34(4)：591-594, 2012.
11) 嶋　裕子, 喜田久美, 菅野和加子ほか：血管穿刺時の神経損傷・神経障害の新概念による病態解明とその予防　その 2 献血者における上肢の subclinical な状態の出現頻度. 血液事業. 34(4)：573-577, 2012.
12) 甲斐修子, 葛島基子, 松崎恵美ほか：シーフテスト導入による献血者の神経損傷, 神経障害での受診率および治療期間の変化. 血液事業. 37(3)：631-635, 2014.
13) 大脇八重子, 西　亜矢子, 佐藤千尋ほか：セルフチェックとしてのシーフテストを導入して. 血液事業. 37(3)：589-592, 2014.
14) Coderre TJ, Xanthos DN, Francis L, Bennett GJ：Chronic post-ischemia Pain（CPIP）：A novel animal model of complex regional pain syndrome-type 1（CRPS-1：reflex sympathetic dystrophy）produced by prolonged hindpaw ischemia and reperfusion in the rat. Pain. 112：94-105, 2004.
15) Coderre TJ, Bennett GJ：A hypothesis for the cause of complex regional pain syndrome-type 1（reflex sympathetic dystrophy）：Pain due to deep-tissue microvascular pathology. Pain Medicine. 11：1224-1238, 2010.
16) 稲田有史, 諸井慶七朗, 中村達雄, 森本　茂：阻血再建流による重度廃用拘縮肢 Complex regional pain syndrome（CRPS）type 1 に対する生体内再生治療. 末梢神経. 23(2)：342-343, 2012.

IV. 後遺障害

IV. 後遺障害

CRPS の後遺障害診断
―留意点とアドバイス―

> **診断・治療・見極めについてのポイント**
> - CRPS の後遺障害診断の前提として，医学的に正しく診断されている必要がある．
> - CRPS を type Ⅰ と type Ⅱ に分けたうえで，後遺障害認定を行う．
> - CRPS type Ⅰ (RSD) の後遺障害認定には，①関節拘縮，②骨の萎縮，③皮膚の変化（皮膚温の変化，皮膚の萎縮）の3要件が必須である．

I はじめに

　CRPS (complex regional pain syndrome：複合性局所疼痛症候群) の診断，治療にあたる医師たちを悩ませる問題の1つとして，後遺障害診断がある．CRPS の誘因となる外傷が，労働災害（以下，労災）事故，あるいは交通事故であった場合には，多くの場合，その治療は労働者災害補償保険（以下，労災保険）あるいは自動車損害賠償責任保険（以下，自賠責保険）で行われる．CRPS が愁訴を残さない程度にまで治癒すれば問題ないが，なんらかの疼痛，機能障害が残存した場合には，後遺障害としての評価が必要となる．医師が後遺障害診断書を作成したあと，一定のプロセスを経て，後遺障害等級が認定される．しかし多くの医師はそのプロセスを知らないし，そもそもどの時期に後遺障害診断をすべきか，あるいは後遺障害診断書に記載すべき必須事項は何かといった点について，必ずしも熟知しているとは限らない．

　また，いったん後遺障害等級が認定されたとしても，患者（被災者，あるいは被害者）と雇用主，あるいは加害者との間で後遺障害等級を巡って紛争になることもある．この場合，後遺障害診断書が当事者間の紛争の俎上に上がることになる．

　本稿では，CRPS の診療に携わる医師が後遺障害診断に関して抱える漠たる不安を少しでも解消し，患者と真摯に向き合えるよう，また，後遺障害を巡るトラブルに巻き込まれないよう，筆者のこれまでの知見に基づいて，留意点とアドバイスを中心に述べたい．

　なお，自賠責での後遺障害認定はほぼ労災での後遺障害認定に準じて行われるので，ここでは労災における後遺障害認定を中心に述べる．

II 基本的な仕組み

1 なぜ後遺障害診断が必要か？

　労働者が業務中の事故あるいは通勤中の事故により傷病を被った場合，労災保険によりその医療費と休業補償が支給される．傷病が治癒した時点でなんらかの障害が身体に残存する場合，その障害の程度に応じて補償がなされる．一方，自動車事故による傷病に対する医療費は自賠責保険から支給されるが，障害が残存した場合には，労災の場合とほぼ同様の基準により後遺障害の程度が評価され，それに応じた賠償金が自賠責保険より支

払われる．すなわち，事故後の補償，賠償を適切に行うためには，身体障害の程度を評価しなければならず，そのために後遺障害診断が必要なのである．

2 後遺障害が認定される要件は？

何らかの身体上の障害が残存しても，すべてが後遺障害に認定されるわけではない．労災における後遺障害認定の要件は，①残存する障害と当該傷病との間に相当因果関係があること，②将来においても回復が困難であること，③障害の存在が医学的に認められること，④労働能力の喪失を伴うことである．これらの要件をすべて満たした場合に，後遺障害等級が認定される．自賠責における後遺障害認定要件も④を除いて同じである．

3 後遺障害診断はいつ行うのか？

傷病が治癒した時とされる．ただしこの場合の治癒は，医学的な意味で通常用いられる治癒とは若干意味が異なる．すなわち，労災における治癒とは，医学上一般に承認された治療方法をもってしても，その効果が期待し得ない状態（療養の終了）で，かつ残存する症状が，自然的経過によって到達すると認められる最終の状態（症状の固定）に達した時を指す[1]．通常は，療養の終了＝症状固定として「医学上一般に承認された治療方法をもってしても，その効果が期待し得ない状態」をもって治癒とする．治癒の定義は明快であるが，実際には治癒の時期，すなわち症状固定時期の決定に困難を感じることも多い．例えば，CRPSの難治例で，長期間にわたって症状の寛解増悪を繰り返し，治療に対する反応が一時的にでも認められるような場合には，症状固定の時期を見定めるのは難しい．また，医学上一般に承認された治療は，通常，社会保険，労災保険で認められる医療行為を指すが，CRPSのような難治とされる疾患で，保険適用外の治療を行わざるを得ない場合，どこまでを医学上一般に承認された治療とするかの判断は難しい．

4 後遺障害等級はどのようなプロセスで決まるのか？

労災では，主治医が作成した後遺障害診断書（様式第10号，図Ⅳ-1）が当該地区の労働基準監督署に提出されたのち，通常，医師（主として地方労災医員）が患者（被災者）を対面で診察する．この医師の意見書に基づいて，労働基準監督署長が後遺障害等級を決定する（図Ⅳ-2）．一方，自賠責では医師の診察はなく，原則として診断書や画像などの書面からのみの審査となる．この点が労災と自賠責の後遺障害認定における最も大きな違いである．後遺障害認定基準は，労災と自賠責の間で細かい点での違いはあるが，概ね同じである．

5 後遺障害等級は何級まであるのか？

労災も自賠責も最も重い1級から14級までの14段階で認定される．認定された後遺障害等級に応じて補償・賠償がなされるが，労災では1～7級の場合年金が，8～14級の場合一時金が障害補償金として給付される（図Ⅳ-2）．自賠責では等級にかかわらず一時金が賠償金として給付される．

6 決められた後遺障害等級に不服がある場合はどうなるのか？

認定に不服がある場合，不服申立て制度がある．労災の場合，まず不服のある者は，各地区の労働局の労災保険審査官に審査請求を行う．その決定に対して不服がある場合は，さらに労働保険審査会に再審査請求を行う．この裁決に対して不服な場合には，地方裁判所に訴えを提起することになる．

一方，自賠責にも同様の仕組みがあり，認定に不服がある場合，自賠責保険・共済紛争処理機構に紛争処理の申請を行い，その調停結果に不服がある場合には，地方裁判所への提訴となる．

7 後遺障害等級認定後の救済措置はあるのか？

労災では，「アフターケア」，「外科後処置」，「再発」が救済措置として存在する．

1）アフターケア

症状固定となり後遺障害等級が認定されたあと，後遺症状の変動，合併症の発症に対応するた

様式第10号　（裏面）

診　　断　　書

氏名		生年月日	明治 大正 昭和 平成　年　月　日	性別	男・女
傷病名			負傷発病年月日	年　月　日	
障害の部位			初診年月日	年　月　日	
既往歴		既存障害		治ゆ年月日	年　月　日

療養の内容及び経過	
障害の状態の詳細	（図で示すことができるものは図解すること。）

関節運動範囲	部位 ＼ 種類範囲									
			右							
			左							
			右							
			左							
			右							
			左							

上記のとおり診断します。

年　月　日

郵便番号　　電話番号　局番

所在地

名称

診断担当者氏名　㊞

（記名押印又は署名）

社会保険労務士記載欄	作成年月日・提出代行者・事務代理者の表示	氏名	電話番号
		㊞	

図Ⅳ-1　労災の後遺障害診断書（様式第10号）

```
業務上・通勤中の事故
      ↓
労災申請（本人）
      ↓
療養補償給付（医療費）、休業補償
      ↓
治癒
      ↓
後遺障害診断書作成（担当医）
      ↓
地方労災医員による対診（労働基準監督署）
      ↓
後遺障害認定（労働基準監督署長）
      ↓
障害補償給付（1～7級　年金、8級～14級　一時金）
```

図Ⅳ-2　労災事故から障害補償給付までの流れ

表Ⅳ-1　労災アフターケア制度の対象となる傷病

1. 脊髄損傷
2. 頭頸部外傷症候群など
3. 尿路系障害
4. 慢性肝炎
5. 白内障などの眼疾患
6. 振動障害
7. 大腿骨頸部骨折および股関節脱臼・脱臼骨折
8. 人工関節・人工骨頭置換
9. 慢性化膿性骨髄炎
10. 虚血性心疾患など
11. 尿路系腫瘍
12. 脳の器質性障害
13. 外傷による末梢神経損傷
14. 熱傷
15. サリン中毒
16. 精神障害
17. 循環器障害
18. 呼吸機能障害
19. 消化器障害
20. 炭鉱災害による一酸化炭素中毒

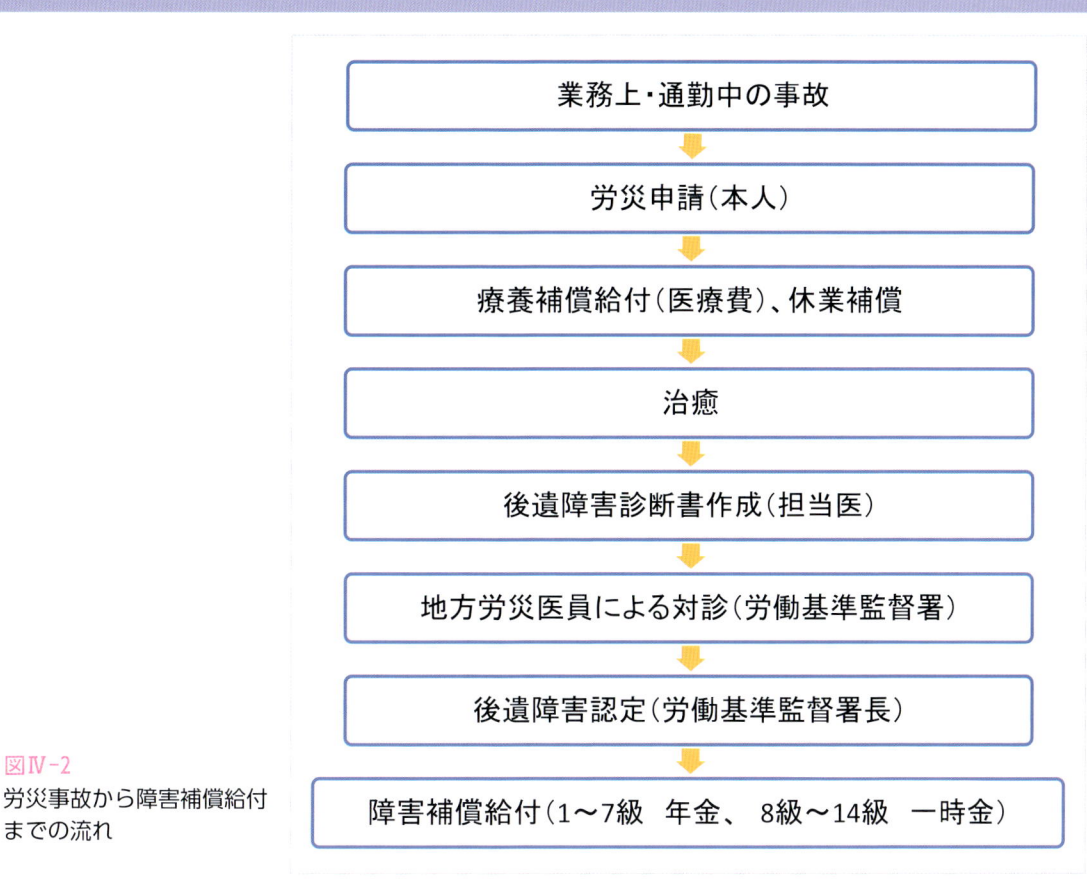

め，一定の範囲内での診療が認められている．これが，労災のアフターケア制度である．アフターケアの対象となるのは，脊髄損傷，頭頸部外傷症候群など，尿路系障害，慢性肝炎など20の傷病である（表Ⅳ-1）．カウザルギー，RSD（reflex sympathetic dystrophy：反射性交感神経性ジストロフィー）は，外傷による末梢神経損傷として，アフターケアが適用される．

2）外科後処置

　症状固定後に，再手術や理学療法などにより障害を軽減させることができる場合，これを無料で行える制度がある．これを外科後処置と呼ぶ．外科後処置には，診察，投薬，治療材料の支給，処置，手術，入院，看護，筋電電動義手の装着訓練などが含まれる．外科後処置の実施には，都道府県労働局長の承認が必要である．

　アフターケアや外科後処置を実施できる医療機関は，全国の労災病院，医療リハビリテーション

表Ⅳ-2 労災における後遺障害の系列(文献1より引用)

部位			器質的障害	機能的障害	系列区分
眼	眼球(両眼)			視力障害	1
				調節機能障害	2
				運動障害	3
				視野障害	4
	まぶた	右	欠損障害	運動障害	5
		左	欠損障害	運動障害	6
耳	内耳等(両耳)			聴力障害	7
	耳かく(耳介)	右	欠損障害		8
		左	欠損障害		9
鼻			欠損及び機能障害		10
口				そしゃく及び言語障害	11
			歯牙障害		12
神経系統の機能又は精神			神経系統の機能又は精神の障害		13
頭部,顔面,頸部			醜状障害		14
胸腹部臓器(外生殖器を含む)			胸腹部臓器の障害		15
体幹	せき柱		変形障害	運動障害	16
	その他の体幹骨		変形障害(鎖骨,胸骨,ろく骨,肩こう骨又は骨盤骨)		17
上肢	上肢	右	欠損障害	機能障害	18
			変形障害(上腕骨又は前腕骨)		19
			醜状障害		20
		左	欠損障害	機能障害	21
			変形障害(上腕骨又は前腕骨)		22
			醜状障害		23
	手指	右	欠損障害	機能障害	24
		左	欠損障害	機能障害	25
下肢	下肢	右	欠損障害	機能障害	26
			変形障害(大腿骨又は下腿骨)		27
			短縮障害		28
			醜状障害		29
		左	欠損障害	機能障害	30
			変形障害(大腿骨又は下腿骨)		31
			短縮障害		32
			醜状障害		33
	足指	右	欠損障害	機能障害	34
		左	欠損障害	機能障害	35

センター,総合脊損センターなど指定された病院に限られる.

3) 再 発

症状固定後に症状が増悪し,治療を加えることによりその効果が十分期待できる場合には,再発として再度労災保険が適用される.この場合には労働基準監督署長の認定が必要である.

自賠責には,労災におけるアフターケア,外科

後措置，再発のような救済措置はない．

III CRPS の後遺障害認定

1 労災の後遺障害認定基準に CRPS の用語が出てこないのはなぜか？

労災の後遺障害は 35 の障害群に分類されている（表IV-2）[1]．このなかで，CRPS は系列 13「神経系統の機能又は精神の障害」に含まれる．「神経系統の機能又は精神の障害」には，①脳の障害，②脊髄の障害，③末梢神経障害，④その他特徴的障害などが含まれ，カウザルギー，RSD は，そのなかの「その他特徴的障害」の「特殊な性状の疼痛」に含まれる（表IV-3）[2]．現時点で，労災の後遺障害認定基準に CRPS という用語はないので，CRPS type I を RSD として，type II をカウザルギーとして「特殊な性状の疼痛」として認定することになる（表IV-3）．

労災における後遺障害等級の認定基準は 1975 年に制定されたあと，2000 年代に至るまで大幅な見直しがなかった．特殊な慢性疼痛状態に関しては，カウザルギーのみが認められていた．2000 年に「神経系統の機能又は精神の障害」の認定基準を見直すための検討会が労働省（現在の厚生労働省）により設置され，2003 年に認定基準の大幅な改正が行われた．疼痛に関しては，「特殊な性状の疼痛」の項目が新設され，それまでのカウザルギーに RSD が追加された．検討会当時，CRPS は type I（RSD），type II（カウザルギー）として認識されていたこと，CRPS の疾患概念自体も普遍的とは言えない状況であったこと，また，労災の後遺障害診断書を作成する医師は，外傷の治療を担う整形外科医である場合が多く，整形外科医の間では CRPS の用語自体が広まっておらず，用語としては RSD の方がなじみ深かったことなどが，RSD が採用された理由と思われる．

2 CRPS の認定基準は？

先述のごとく，労災の認定基準には CRPS という用語はない．認定基準にはカウザルギー，RSD

表IV-3 神経系統の機能又は精神の障害の内訳

1　脳の障害
1）器質性の障害
高次脳機能障害など
2）身体性機能障害
四肢麻痺，片麻痺など
3）非器質性の障害
脳の器質的損傷を伴わない精神障害
2　脊髄の障害
3　末梢神経障害
4　その他特徴的障害
1）外傷性てんかん
2）頭痛
3）失調，めまいおよび平衡機能障害
4）疼痛等感覚障害
①疼痛，疼痛以外の感覚障害
②特殊な性状の疼痛
カウザルギー
反射性交感神経性ジストロフィー（RSD）
5　その他

表IV-4 RSD における後遺障害認定の 3 要件

1．関節拘縮
2．骨の萎縮
3．皮膚の変化（皮膚温の変化，皮膚の萎縮）

のみが記載されており，CRPS はカウザルギーか RSD のいずれかで認定されることになる．末梢神経損傷後に対しては CPRS type II ＝カウザルギーとして，末梢神経損傷のない場合には CRPS type I ＝RSD として認定することになる．カウザルギーは疼痛の部位，性状，疼痛発作の頻度，疼痛の強度と持続時間および日内変動，ならびに疼痛の原因となる他覚的所見などにより，疼痛の労働能力に及ぼす影響を判断して，等級認定を行う[2]．一方 RSD については，①関節拘縮，②骨の萎縮，③皮膚の変化（皮膚温の変化，皮膚の萎縮）という 3 つの所見が健側と比較して明らかに認められる場合（表IV-4）に限り，カウザルギーと同様の基準により後遺障害等級が認定される[2]．カウザルギー，RSD とも，労働能力への影響の程度により，7 級，9 級，12 級のいずれかに認定される（表IV-5）[2]．

3 後遺障害診断書作成時に留意すべき点は？

労災の後遺障害等級認定は，後遺障害診断書（様

表Ⅳ-5　カウザルギー，RSDの後遺障害等級（労災）

等級	障害の程度
第7級の3	軽易な労務以外の労働に差し支える程度の疼痛があるもの
第9級の7の2	通常の労務に服することはできるが，疼痛により時には労働に従事することができなくなるため，就労可能な職種の範囲が相当な程度に制限されるもの
第12級の12	通常の労務に服することはできるが，時には労働に差し支える程度の疼痛が起こるもの

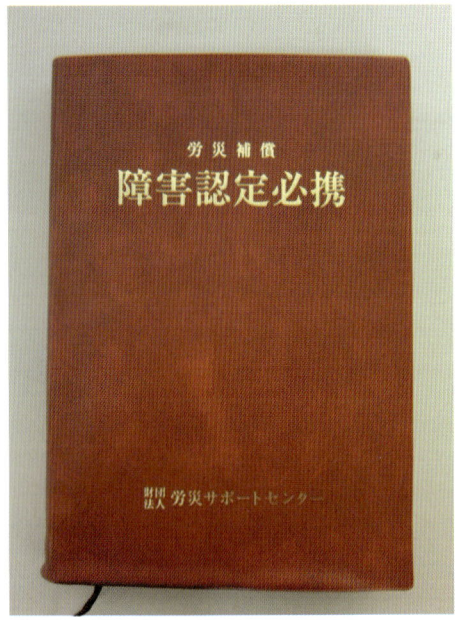

図Ⅳ-3　労災補償障害認定必携
「後遺障害認定のバイブル」

式第10号，図Ⅳ-1）と労災患者の診察に基づいて行われる．診察を行うのは，通常地方労災医員と呼ばれる医師で，障害認定の対象となる患者の診療には携わっていない．従って労災事故から障害認定に至るまでの診断，治療経過に関する医療情報は限られる．後遺障害診断書は，後遺障害等級判定のための情報源として極めて重要であるから，「療養の内容及び経過」欄には必要十分な情報を簡潔に記載しなければならない．

カウザルギーの場合，損傷された末梢神経の名称，部位の記載が必須である．また，運動・知覚神経の混在する混合神経の損傷で，疼痛のみならず運動障害が残存する場合には，神経損傷に起因する筋力低下の程度を徒手筋力検査で評価し記載するのと同時に，自動での関節可動域を記載する．末梢神経損傷で，カウザルギーと運動麻痺が残存

した場合，カウザルギーに該当する等級と運動麻痺に該当する機能障害の等級が存在することになるが，この両者の等級は合算されることはなく，両者のうちの重い方の等級が採用されることになるからである．たとえば上腕部での橈骨神経損傷により，12級に該当するカウザルギーと10級に該当する機能障害が残存した場合，後遺障害等級としては10級が採用される．

RSDに関しては，①関節拘縮，②骨の萎縮，③皮膚の変化（皮膚温の変化，皮膚の萎縮）が後遺障害認定に際し必須とされている（表Ⅳ-4）ので，これを記載する．関節拘縮については，罹患関節の他動での可動域を記載する．RSDに伴う関節拘縮が著しく，関節の機能障害から算出される等級が疼痛に当てはまる等級より重くなる場合には，機能障害の等級が採用されることになる．従って関節可動域を正確に記入することが重要である．骨の萎縮に関しては，罹患部位の両側X線写真を添付するのが望ましい．

後遺障害診断書を作成する際には，労災補償障害認定必携（財団法人労災サポートセンター発行，図Ⅳ-3）を手元に置いておくとよい．ポケットサイズで，後遺障害認定の要点が記載されている．筆者はこれを"後遺障害認定のバイブル"と呼んでいる．

Ⅳ　後遺障害診断書作成上，留意すべき点

1　いつ後遺障害診断書を作成するか？

認定時期は，傷病が治癒した時とされている．治癒の定義は，先述のごとく，医学上一般に承認された治療方法をもってしても，その効果が期待

し得ない状態に達した時である．しかし，CRPS難治例では，長い期間にわたって消長を繰り返し，様々な治療法が試みられるため，しばしば治癒の判定に苦慮する．例えば神経ブロックを定期的に行うことにより，症状が安定化している場合は治癒とみなせるか，あるいは硬膜外電極埋め込みによる脊髄電気刺激法により症状が安定化した場合は，治癒とみなせるかといった問題が生じる．神経ブロックに関しては，労災アフターケア制度により月2回まで認められており，治癒後であってもアフターケアが適用されれば，神経ブロックを継続することがきる．脊髄電気刺激法に関しては，体内に埋め込んだ刺激装置の入れ替えを定期的に行わなければならないが，これに関する明確な規定は今のところない．ただし労災アフターケア制度または外科後処置の適用により，その費用を給付することは可能と思われる．労災において後遺障害認定時期を決める際には，治癒後の流れ，すなわち制度としてアフターケア制度があること，また治癒後であっても後遺障害の改善が見込める場合には，外科後処置として手術・処置を無料で行うことが可能であることなどを考慮しておくことが必要である．ただしアフターケアや外科後処置の適用は，労働基準監督署や労働局といった行政の判断を要するものであり，医師が単独でこれを認めてしまうことは危険である．後々トラブルを引き起こす危険性があるので注意を要する．

2 後遺障害認定基準は医学的診断基準・判定指標と同じか？

しばしば労災や自賠責におけるCRPSの後遺障害認定基準が医学的な診断基準，あるいは判定指標と異なることが問題となる．特にRSD（CRPS type I）に関しては，先述のとおり障害認定上，①関節拘縮，②骨の萎縮，③皮膚の変化（皮膚温の変化，皮膚の萎縮）が必須である（表IV-4）が，国際疼痛学会の診断基準（1994），我が国の判定指標（2008）のいずれにおいても，これらの徴候は必須ではなく，これらの徴候がそろわなくてもCRPSと診断（判定）され得る．従って医学的診断基準に

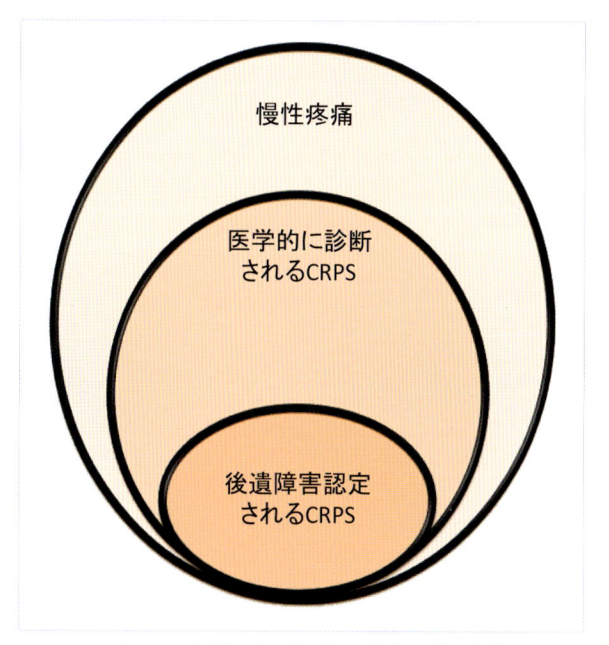

図IV-4 慢性疼痛，CRPS，後遺障害の関係

基づきCRPSないしはRSDと診断され，後遺障害診断書が作成されたにもかかわらず，RSDとしての後遺障害が認定されないという事態が生じる．そのため後遺障害認定を巡ってしばしば当事者間に軋轢，紛争が生じる．しかし後遺障害認定基準はあくまで認定のための基準であり，診断・治療を目的とする医学的な診断基準・判定指標とはその役割が異なることを考えれば，これは当然と言える．外傷後の経過中，CRPSの診断で治療を行った結果，症状の改善，軽快をみる症例も多く，CRPSと診断された症例のすべてが後遺障害を残すわけではない．例えば，大腿骨骨折症例がすべて後遺障害に該当するわけではなく，そのなかで認定基準にあてはまる機能障害，変形障害，短縮を残した例だけが後遺障害に該当することを考えればわかりやすい．またこのような問題を避けるため，我が国の判定指標（2008）では，「外傷歴がある患者の遷延する症状がCRPSによるものであるかを判断する状況（補償や訴訟など）で使用する場合には特別の注意が必要である」と判定指標を後遺障害認定に用いることに関して一定の歯止めをかけている．慢性疼痛障害の一部に医学的にCRPSと診断し得る病態があり，そのなかでさら

に認定基準にあてはまるものが後遺障害等級に該当することになる(図Ⅳ-4).

3 CRPSの後遺障害等級7,9,12級の違いは?

障害認定基準に合致するカウザルギー,RSDであれば障害等級としては7,9,12級のいずれかに該当することになるが,等級は労働能力への影響度により決まるため(表Ⅳ-5),その判断が難しい.この場合の労働能力は,患者各々の年齢,職種,利き腕など患者固有の条件は考慮せず「一般的平均的労働能力」を指すとされている[1]が,この「一般的平均的労働能力」が具体的には何であるかは規定されていない.また多くの場合,後遺障害認定時には,患者は休業補償を受け就労していない状態であり,このことが労働能力への影響の評価をさらに難しくしている.従って堀内[3]が述べているように,腫れ,太さ,色調,皮膚温,筋萎縮,軟部組織の萎縮などの両側比較,両側同時撮影のX線写真,骨密度計測値,筋電図,神経伝導速度検査,MRI,CTでの筋萎縮,麻痺所見などの客観的所見に基づいて総合的に障害の程度を判定していくことが重要である.これらは,CRPS,あるいはカウザルギー,RSDを診断するために行うのではなく,あくまで罹患した四肢を使っているかどうかを客観的に判定し,等級判定の判断材料とするために行うものである.

Ⅴ まとめ

後遺障害認定について,主として我が国の労災における認定制度を概説し,CRPSの障害等級認定についてその現状と問題点につき述べた.労災での後遺障害認定はあくまで行政上の作業である.医学的にはCRPSであるか否か,あるいはRSDであるか否かといった診断が重要である.後遺障害認定にはその前提としての診断が重要であることは当然であるが,残存している障害の程度を客観的に捉えることがより重要である.患者が適切な等級認定を受けるためには,後遺障害診断書を作成する医師にはできるだけ客観的な情報を診断書に盛り込むこと,認定する側にはこれらの情報を正しく評価することが求められる.

(三上容司)

文 献

1) 厚生労働省労働基準局労災補償部補償課:障害等級認定にあたっての基本的事項.労災補償障害認定必携.第14版,67-91,(財)労働福祉共済会,2006.
2) 厚生労働省労働基準局労災補償部補償課:神経系統の機能又は精神.労災補償障害認定必携.第14版,135-180,(財)労働福祉共済会,2006.
3) 堀内行雄:CRPS(RSD)の診断と治療—特に後遺障害の判定について—. Peripheral Nerve. 末梢神経. 20(2): 115-124, 2009.

V. 関連・類似疾患

V. 関連・類似疾患

採血による末梢神経損傷とCRPS

🔍 診断・治療・見極めについてのポイント
- ☑ 適切な採血手技を指導し，事故発生状況の詳細な記録を残す．
- ☑ 安易に正中神経損傷やCRPSの診断をしない．
- ☑ 事故当該科，治療科，医事紛争対応係の三者に分離し，連携して対応する．

I はじめに

最近，以前はほとんど問題とされることがなかった採血時の末梢神経損傷(以下，神経損傷)が医事紛争事例として報告されるようになってきた[1)2)]．注目されることは，これらのなかに他覚所見に乏しい事例がかなり含まれていることである[3)]．

この背景として，痛みに重きを置いた複合性局所疼痛症候群(以下，CRPS)という病名が提唱され，その病名が非常に広く捉えられるようになってきたことが挙げられる．採血時に生じた痛みや痺れなどに安易なCRPSの診断がつけられ，その病名が一人歩きを始め，医事紛争に発展し，裁判にて高額な賠償を命ずる判決がなされることがある．

日常診療で頻繁に行われる採血を安全に施行し，痺れなどの合併症が生じたときにも適切に対処し，医事紛争となることを防ぐ医療安全対策が急務と考える．この目的から，本稿では標準的な採血手技と痺れなどが生じたときの対応を紹介し，さらに採血時の末梢神経損傷の機序と診断，CRPSと後遺障害などについて考察してみた．

II 標準的な採血法と痛み・痺れの対処法

採血は現代医学において必須のものであり，年間1億件以上の規模で行われている．採血に携わる者は合併症の可能性をいつも認識し，適切な手技で安全に採血を施行する義務がある．標準的な採血法として2006年に標準採血法ガイドライン成案(GP4-A1)，さらに2011年に標準採血法ガイドライン改定案(GP4-A2)が，日本臨床検査標準協議会から発行された[4)]．採血を受ける者などの安全性を考え，多くの科学的データを収集し，それに基づいて作成された標準的な採血手技などをまとめたものである．採血時の合併症には，神経損傷，血管迷走神経反射，感染症，皮下血腫，アレルギーなどがある．その中でも神経損傷は慎重な対応が特に必要であり，各施設での対応マニュアルの作成が望まれる．発生頻度は神経損傷の定義や報告でばらつきがあり，正確な頻度は不明であるが，約1万〜10万回の穿刺に1回の頻度で起こるとされている[4)]．献血部門の報告[5)]では，採血副作用により医療機関を受診した者は全献血者の0.015％であり，その受診者のうち神経損傷や神経損傷類似症状を呈した者は43.2％であった．こ

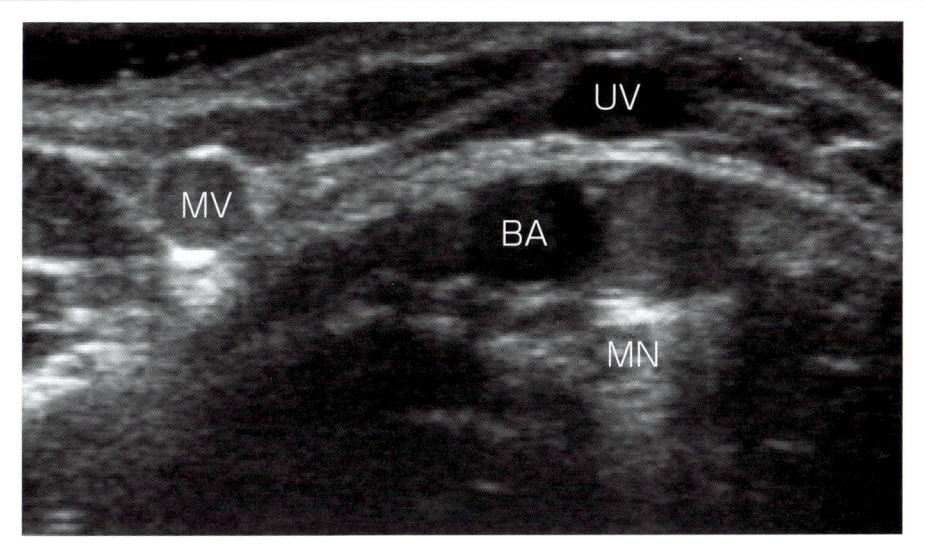

図 V-1
肘窩部のエコー像
MV：正中皮静脈
UV：尺側皮静脈
BA：上腕動脈
MN：正中神経

のように採血による副作用では，神経損傷を疑う症状の頻度が比較的高い．採血時の神経損傷を完全に回避する方法はないが，幸いにもほとんどの症例は短期間で完治する．

ここでは採血に必要な肘窩部の皮静脈と神経の位置関係，神経損傷の防止対策を踏まえた採血の手順と手技，そして痛みなどを訴えたときの対処法について解説する．

1 肘窩部での皮静脈と神経の位置関係

採血でよく使用される肘窩部の皮静脈には，橈側皮静脈・正中皮静脈・尺側皮静脈の3本があり，個々によってその太さは様々である．これら皮静脈と同じ深さで皮神経が存在し，橈側皮静脈の近傍には前腕外側皮神経，正中皮静脈・尺側皮静脈の近傍には前腕内側皮神経が走行している．さらに尺側の皮静脈の深層の筋膜下に上腕動脈や正中神経がある(図V-1)．正中神経損傷は重大な問題となりやすいことから橈側皮静脈を採血静脈の第1候補とし，正中皮静脈を第2候補，尺側皮静脈を第3候補としている[6]．肘窩部での正中皮静脈がやや尺側よりにある場合には，正中神経が筋膜下にあるので深く刺入しないように注意する．皮神経と皮静脈の位置関係は個々によって異なっているので，皮神経損傷を避けることができる採血に適切な皮静脈はないと報告している[7]．肘窩部以外の前腕や手背の皮静脈も同様に考えられ，

皮神経が近傍にある可能性がある．特に手関節橈側は後述するように，骨に接して橈骨神経浅枝が存在し，危険な領域である．いずれにせよ個々によって皮静脈の太さや走行は異なっており，それぞれに適した静脈を選択していくしか方法はない．

2 採血手順と採血手技[4)6)]

1）採血の説明

まず口頭や文書を用いて患者に説明する．現在の医療環境では，個々の採血に関して書面で同意を得ることは時間的に不可能である．しかしながら採血合併症などの説明事項を掲示することや説明書(図V-2)を配布しておくことは可能である．特に健診部門では健康成人を対象としているので，説明書の配布，さらには健診申し込み用紙に採血の合併症について説明した文章を入れておくことが望ましい．最近，健診部門での採血時の神経損傷が，医事紛争事例として増加しているので要注意である．

2）採血針

採血に用いる針には，採血針(真空採血用の両方向針)，注射針，翼状針(翼付き針)があり，用途に応じて使い分けられている．針の太さは21〜23Gのものが用いられる．真空採血管を使用した両方向針では静脈刺入時に血管を貫いてしまうことがあるので，深部に正中神経が存在する可能性のある尺側の皮静脈(尺側皮静脈または尺側よりの

> **採血についてのご説明**
>
> 　　　　　　　　　　　　　　　　　　　　　　　　　　　○○病院
>
> 　採血は病気の診断や病状の変化を知るうえで，欠かすことのできない検査です．多少の痛みは伴いますが，極めて安全な検査です．ごく稀に痛みがしばらく続いたり，痺れや出血が生じることがあります．医師はこの点も考慮して，採血によって得られる情報がその合併症による不利益を上回ると判断したときに，採血をおすすめしております．安全に採血を行うため，採血前後には以下の点にご注意をお願いします．
>
> 　☆採血の部位：肘から行いますが，血管が細いなどで採血が難しいときには，安全のために前腕や手の甲から採血することがあります．採血の部位についてご希望がある場合には遠慮なくご相談ください．
>
> 　☆採血の量：少量にとどめるよう心がけています．
>
> 　☆採血の回数：1回で全量が採血できるよう努めておりますが，血管の状態により2回以上になることもあります．
>
> 　☆採血前にお尋ねすること：消毒用アルコールにかぶれたことがある．採血で気分が悪くなったり，冷や汗がでたり，意識がなくなったことがある．血液を固まりにくくする薬（ワーファリン，アスピリンなど）を内服している．
>
> 　☆採血中の注意：採血中や採血後に手に痛みや痺れが走ったとき，我慢できないような痛みを感じたとき，気分が悪くなったときには必ず申し出てください．
>
> 　☆採血後の止血：採血後は，青あざや皮膚の下に血の塊（皮下血腫）ができないよう，針を刺した場所を揉まずに少なくとも5分間しっかり押えて下さい．
>
> （注）肘の血管の近くには，比較的太い神経が走っている場合があります．私どもはこれらの神経を誤って刺さないように最大限の注意を払っております．しかしながら，神経と血管の位置関係は個人差が非常に大きいために，ごく稀にこれらの神経に針が触れてしまうことがあります．正確な頻度は不明ですが，1万回から10万回に1回程度の割合で起こるとも言われております．症状としては，痺れ・痛み・麻痺などです．これらは稀に半年以上続くことがありますが，大部分は特別な治療をしなくても数週間以内になくなります．
>
> 　不明な点があれば，遠慮なくご質問ください．
>
> 　　　連絡先：○○病院　　TEL○○―○○○―○○○○　外来採血室

図 Ⅴ-2 採血の説明書の例
（標準採血法ガイドライン GP4-A2 より改変）
配布の方法や内容に関しては各施設で協議し，最も適した方法を採用すること

正中皮静脈）にて採血する場合には深く刺入されにくい翼状針を使用したほうがよい．

3）静脈の選択

　血管の選択としては，利き手でない肘・前腕・手背部を目視および指で触れて採血に適した静脈を探す．適した血管が見られないときには，利き手の腕でも同じように適した静脈を探す．手関節橈側付近の静脈は橈骨神経浅枝があるので避けるべきである．

4）静脈を怒張させる努力

　軽く手指の握りを繰り返し，手首から肘に向けて前腕をマッサージする．示指と中指で血管を数回軽く叩く．これらの手技でも十分な血管の怒張が得られない場合，40℃程度に温めた濡れタオルをビニール袋に入れたものなどで温める．厚い皮下脂肪や度重なる静脈採血などで静脈内腔の狭小化などで血管の同定が難しい人は，注射針による神経の機械的損傷の危険性が増すことは当然である．

5）採血針の刺入

　刃先を上に向け，針を血管の走行に沿って皮膚に対して通常30°以下の角度で刺入する．針の先端が血管内に入ったあと，針の角度を平行にし，さらに2〜3 mm 進める．角度が大きいと深部の神経を損傷するリスクが増大するために，なるべ

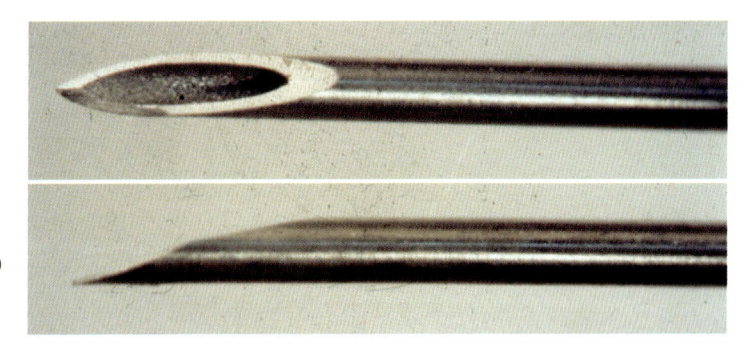

図 V-3
静脈針
(long-beveled needle, テルモ社, 22 G)
14°の bevel angle で 0.7 mm

く浅い角度(15〜20°)で刺入する．

6) その他の注意事項

針が血管に入らなかった場合，注射針を上下左右に動かすような探り動作をすると神経損傷のリスクが増す．

3 採血時に痺れや痛みを訴えたときの対処法

① 「指先にまで放散する痺れや痛み」の有無の声かけを行う．それらがある時には，すぐ抜針する．
② 同じ部位の採血を避ける．2回以上試みても採血できないときは，ほかの人と交代することが望ましい．
③ 痺れなどをきたした状況，すなわち注射針の刺入角度，電撃痛の有無などを詳細に記載する．それらの記載は医事紛争となった時に役立ち，注意義務違反がないことの証拠となる．
④ 抜針後も痺れや痛みが続く場合は，約 1/3 は 3日以内に，ほとんどが 6 か月以内に症状が消失することを説明し安心させる．
⑤ 皮下出血の拡大を防ぎ，皮下血腫が生じないように軽く圧迫し冷やす．患側の腕に負担をかけないようにする．痛みの範囲で手を動かすことはよい．

4 痛みが3日間以上続く場合の対処法

① 最初に診療した医師は，触覚鈍麻の詳細な範囲，痛みの範囲，指運動の障害の有無，腫脹の有無などの他覚的所見をできるだけ詳細に記録する．看護記録と同様に，診療録も医事紛争となった時に役立つ．
② 特別な治療法はない．ビタミン剤などの有効性は確立していないが，副作用の少ない Vitamine B$_{12}$ や軽い鎮痛剤を投与する．
③ 診断書を求められれば，採血後疼痛や採血後痺れなどの症状名を記した診断書にする．安易に正中神経損傷や CRPS（RSD & カウザルギー）の診断をすると，その診断名が一人歩きを始めることがあるので，注意を要する．
④ 不信感や不満を訴えている場合は，専門医（末梢神経専門の外科医または神経内科医の診察）を紹介した方が賢明である．また明確な腫脹や運動制限がある場合も専門医へ紹介する．
⑤ 治療費は無料になるようなマニュアル作成が望ましい．健診では何もなかったところに採血で手の痺れや痛みが生じたことになるので，特に慎重な対応が必要である．不安や不信感は痛みを増強する心因性反応の引き金となることもある．
⑥ 事故当該科，治療科，紛争処理係の三者に分離し，連携して対応する．また医事紛争になる可能性がある場合には，前もって医師会などへ相談しておく．
⑦ 対応を誤ると，不安や不信感の心理面の問題が絡まり，医事紛争が長期化し，訴訟にまで発展することがある．

III 神経損傷の機序

採血による神経損傷の機序として，注射針先端による神経自体への直接の損傷と，血管から漏出した血腫の末梢神経への間接的な影響が考えられる．前者にはさらに神経の牽引，神経幹内の血管損傷，神経上膜損傷，神経周膜損傷，神経線維損傷などがある．臨床例では，それらの要因が組み合わさって痺れ・痛みが生じているものと考えて

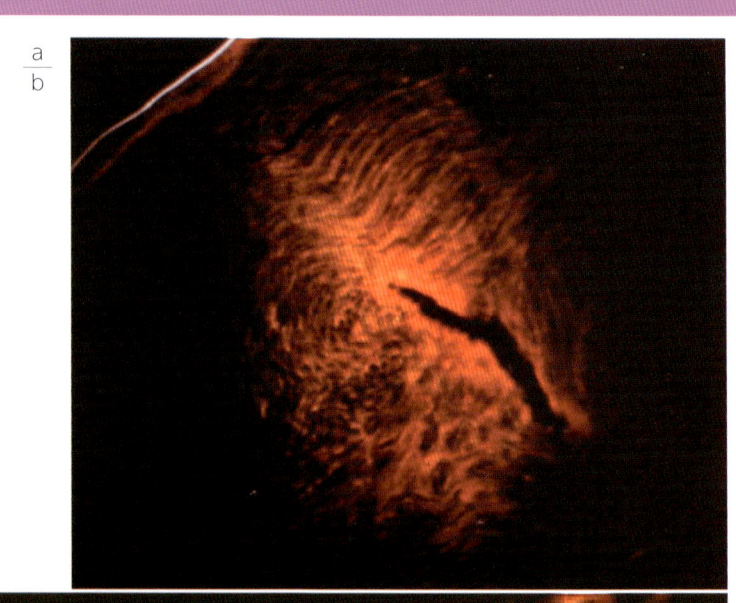

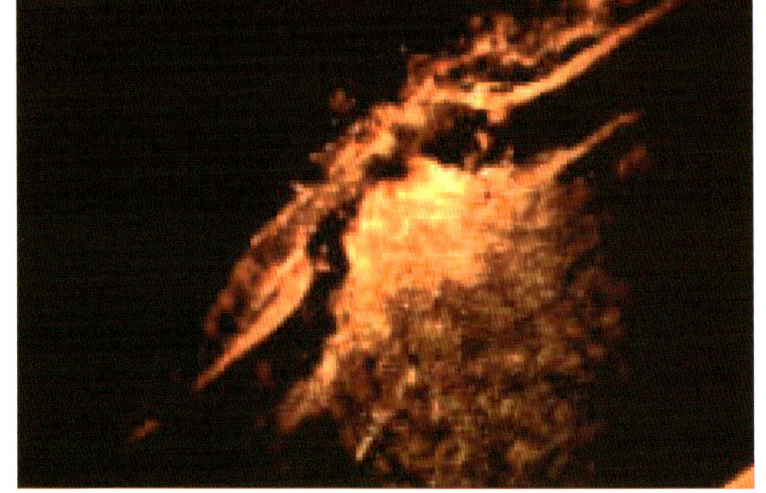

図 V-4
a：静脈針による神経断裂
b：神経周膜の穴から神経線維のヘルニア
（perineurial window）

いる．筆者が以前報告した実験的研究を紹介する[8]．
　静脈針の先端の形状は，bevel angle 14°で皮膚と静脈を貫きやすいように尖っている（図V-3）．先端の形状が異なる3種の針（静脈針，神経ブロック針，先細り針）を用いて家兎の坐骨神経を損傷し，損傷程度を組織学的および電気生理学的に検討した．結論では静脈針先端のbevelの面を神経走行と直角に刺入した時が最も損傷が大きく（図V-4），先細り針が最も損傷は少なかった．神経ブロック針はbevel angleが30°で静脈針と先細り注射針との中間の損傷であった．ここで強調しなければならないことは，溝のなかに神経を固定し，注射針先端から滑脱しないように神経を損傷している点である．実験動物の坐骨神経は周囲組織と固定されていないために，生体内では容易に滑脱し，注射針でもって神経幹や神経束を刺入しようとしても不可能であった．それで坐骨神経を摘出し，滑脱しないように固定し損傷を加えた．この操作で神経幹内に注射針を刺入できるようになったが，神経幹内に存在する数本の神経束の間を貫くだけで，神経束自体を損傷することが困難であった．そこで一番太い脛骨神経束に向けて刺入し，神経束が損傷された．このように生体内では神経に機械的損傷を加えることは極めて難しい．
　肘窩部の正中神経でも同様に，注射針が正中神経幹に達したとしても，容易に滑脱し正中神経が損傷されることはほとんどない．臨床で用いられている伝達麻酔では，注射針先端を末梢神経に触

れさせることで放散痛を得て，注射針先端部が末梢神経周囲にあることの証としている．乱暴に注射針を刺入しないことで，神経損傷を回避している．しかしながら，末梢神経が骨に接している手関節橈側の橈骨神経浅枝などは，神経線維が損傷される可能性がある危険な領域である．皮下の皮神経でも繰り返し採血されていると周囲組織と癒着で固定され，損傷の機会が増加し，危険性が増す．

IV 末梢神経損傷の診断と神経障害性疼痛

どの神経にしろ，注射針先端が神経に触れると電撃痛と呼ばれるような放散痛がある．注射針先端が神経に触れるだけでなく，神経線維を断裂するような程度の損傷であれば，我慢できるような痛みではない．このような神経線維を断裂するような損傷(図V-4-a)は極めて稀であり，一般的には軽微な損傷である．採血時に痛みや痺れを訴えた場合，その症状が神経損傷かどうかの判断が要求されるが，慎重な診断が必要である．抜針後に痛みや痺れが出現した場合には，神経幹内の血管損傷や血腫などの要因が考えられる．

1 末梢神経損傷の診断

先述のように採血による末梢神経損傷は軽微である．漠然とした痛みや痺れを訴えた場合，それが真の神経損傷かほかの要因かの判断が要求される．正中神経や橈骨神経の損傷であっても触れる程度の軽度の損傷であり，明らかな運動麻痺を呈すことはほとんどない．握力の低下などを認めた時は，痛みによって手指の動きが鈍くなっているか，運動麻痺が生じるほどの重度の損傷かの診断が必要である．診断上，知覚障害の範囲は極めて重要であり，触覚鈍麻の範囲を詳細に調べる．この時，痛みの領域を触覚鈍麻の範囲と混同してはいけない．末梢に放散するTinel様徴候も大切であるが，それのみで神経損傷と確定診断してはならない．電気生理学的検索は客観的評価として施行すべきである．神経伝導検査で異常を検出する

ことはほとんどないが，重篤な神経損傷でない証となる[9]．筋電図は痛みを伴うので避ける．しばしば針刺入部位と痺れなどで正中神経損傷の病名がつけられることがあるが，後述するCRPSの病名と同様に医事紛争のもとになることがあるので注意が必要である[10]．正中神経損傷の病名がつくと注意義務違反となる可能性があるので，安易な正中神経損傷診断をしてはならない．また正中神経損傷診断に関連して電撃痛の有無，知覚障害の範囲なども裁判では争点となるので，事故時の詳細な診療録の記載が重要である．一般的には前腕皮神経などの表層にある皮神経の損傷は，不可抗力の医療事故で不可避の合併症と理解されている．

2 神経障害性疼痛

治療で問題となるのは，遷延する痛みと痺れである．一般的には6か月以内の経過観察で，これらはほとんどが全治する．筆者は経過観察中，副作用に少ないVitamine B_{12} やワクシニアウイルス接種家兎炎症皮膚抽出液(ノイロトロピン)，さらに痛みが強い場合にはプレガバリンを投与している．不安や不信感を訴えることが多いので，傾聴し不安感や不信感を取り除くことが一番大切である．Horowitz SHは静脈採血による臨床例と実験モデルを検討し，神経障害性疼痛(neuropathic pain)の代表であると報告している[11]．神経障害性疼痛は国際疼痛学会(IASP)により「体性感覚系に対する損傷や疾患の直接的結果として生じている疼痛」と定義されている．末梢神経性機序と中枢性機序が推定されており，従来のNSAIDsは抵抗性である[12]．筆者の経験では，採血による神経損傷は神経障害性疼痛による痛みよりも，不安感や不信感の心理面の影響にて痛みが増加しているとの印象を持っており，心理面のアプローチがより重要であると考えている．また痛みによって関節の不動化がみられる場合には，早期の運動訓練も必要である[13]．

手術症例として，神経周膜損傷にてperineurial window(図V-4-b)が生じた前腕外側皮神経損傷と橈骨神経浅枝損傷の報告がある[14]．幸いにも筆

者はこのような重篤な症例の経験はない．心理面をサポートしながら，末梢神経の専門医や麻酔科医などと連携し，経過観察することが治療の基本である．

V CRPS 診断と後遺障害について

CRPS に関しては，たくさんの診断基準や判定指標がある．以前は反射性交感神経性ジストロフィー（以下，RSD）と呼ばれていた神経症状がなく疼痛と自律神経症状様の症状を示す患者を type I，カウザルギーと呼ばれていた明らかに神経症状を認める患者を type II と分類されていたが，現在では神経損傷の有無を問う必要はなくなっている[15]．判定指標は臨床用と研究用に分かれており，基本的には早期診断・早期治療の立場・目的から定められたものである．日本版 CRPS 判定指標には但し書きとして，「外傷歴がある患者の遷延する症状が CRPS によるものであるかを判断する状況（補償や訴訟など）で使用するべきでない．また，重症度・後遺障害の有無の判定指標ではない」と書かれ，CRPS 判定指標が後遺障害の認定に影響しないようにしている．

1 採血による痺れなどに対する CRPS の診断

先述のように CRPS は神経損傷の有無はなくなっているが，採血時の痛みや痺れに対して CRPS の診断がなされることがある．特有の神経支配領域から離れた部位にまで痺れなどの愁訴がみられた場合，CRPS の病名が早期診断・早期治療の観点からつけられることがある．治療学から言えばそれなりの正当性がある[16]が，医事紛争という観点からみれば医事紛争の原因となることもあるので，慎重な診断が必要である[17]．障害認定の観点から振り返って判断すると，CRPS の診断が正しくないと考えられることもある．また安易な CRPS 診断が一人歩きを始め，訴訟にまで発展し，医療側が高額な賠償金の支払いを命じられたこともある．皮神経損傷は不可避の合併症となっているので，付随して発生した CRPS（RSD／カウザルギー）も一連の合併症と考えられている．ともかく採血などの医療行為で発生した痛みや痺れに対しては，正中神経損傷の病名と同様に，CRPS の診断に関しても専門医による正確な判断が必要である．現在，CRPS については神経生理学的あるいは神経病理学的メカニズムのみならず，心理社会的背景の分析も重要である[18]．

2 CRPS 後遺障害の認定について

CRPS 発症の有無は賠償額に影響することが多く，裁判では争点になることが多い．裁判所は CRPS 後遺障害認定に関して，CRPS 診断基準と障害認定基準に「ずれ」があることを問題の核心としている[19]．すなわち CRPS の診断基準では，早期診断・早期治療の観点から作られたものである．それに対して障害認定基準では，慢性期の症状としての関節拘縮，骨萎縮，皮膚の変化（皮膚温変化，皮膚の萎縮）が，明らかに認められる場合としている．そういう現状から，CRPS 発症が明確でない場合でも，被害者救済の立場から，自覚症状から他覚所見を含めて総合評価によって判決を下している．

採血による神経損傷例の後遺障害認定で大切な点は，CRPS 罹患の有無でなく，現在残された障害がどの程度であるかを判断することにある．痛みで使えない手であれば，両手正面単純 X 線像で患側に廃用性骨萎縮が見られる．骨萎縮のほかに，拘縮や皮膚色調の変化がみられれば，後遺障害認定は ADL 障害を含めて判定すればよい．痛みが強く全く使えない手で，手指を動かしていないにもかかわらず，骨萎縮や筋萎縮がない例の経験はない．かならず不動による筋萎縮や骨萎縮が認められると考える．そのような場合の検査として，両前腕の CT 像や両前腕の MRI 像が客観的判断として有用である．CT 像では上腕・前腕の輪切り像を撮影し，左右差を比べれば，筋萎縮の有無は判定できる．MRI 像では筋萎縮の有無や神経と皮静脈との位置関係などの有力な判断材料を提供してくれる[20]．後遺障害がないことを証明し，正中神経損傷と CRPS の病名がつけられていたにも

かかわらず，医療側が勝訴した判決もあるが，正中神経損傷やCRPSの病名がつけられると医療側の敗訴となることが多いので慎重な診断が必要である．今後，法曹界に後遺症診断での客観的データの信頼性について啓蒙する必要があると考えている．

VI まとめ

現代医学では採血は必須の検査手技であり，合併症を考えても多くの利益がある医療行為である．採血による末梢神経損傷を回避する完全な方法は現在のところない．しかしながら，できるだけ少なくする採血手技の修得は欠かせない．さらに痺れが生じたときの適切な対処マニュアルの整備も各施設でしなければならないことである．幸いにもほとんどの症例は半年以内に完治するが，不信感などで痛みが遷延し，医事紛争化することがないようにする真摯な対応が必要である．

（勝見泰和）

文　献

1) 勝見泰和ほか：医事紛争事例からみた手の外科におけるリスクマネージメント．日手会誌．21(2)：10-15，2004.
2) 田邉　豊：医原性末梢神経損傷のメカニズムと治療．臨床病理．55(3)：241-250，2007.
3) 勝見泰和ほか：医事紛争事例での注射による末梢神経損傷の後遺障害の検討．末梢神経．24：290-291，2013.
4) 濱崎直孝ほか：日本臨床検査標準協議会編．12-26，標準採血法ガイドライン(GP4-A2)，東京，2011.
5) 佐藤まゆみほか：採血副作用により医療機関を受診した症例の検討．血液事業．29(3)：483-487，2006.
6) 大西宏明：採血に伴う神経損傷回避への取り組み．臨床病理．55(3)：251-256，2007.
7) Yamada K, et al：Cubital fossa venipuncture sites based on anatomical variations and relationships of cutaneous veins and nerves. Clin Anat. 21：307-313, 2008.
8) 勝見泰和：注射針による末梢神経麻痺の実験的研究—機械的損傷の影響について—．京都府立医科大学雑誌．92：475-486，1983.
9) 鈴木加奈子ほか：採血後に疼痛・しびれを訴えた患者の神経伝導検査および急速電流感覚閾値検査の検討．医学検査．59(11)：1234-1240，2010.
10) 香月憲一：採血後のしびれ．日医雑誌．137(11)：2344-2345，2009.
11) Horowitz SH：Venipuncture-induced neuropathic pain-clinical syndrome with comparisons to experimental nerve injury models. Pain. 94(3)：225-229, 2001.
12) 花岡和雄ほか：わが国における神経障害性疼痛治療の現状と今後の展望—専門家によるコンセンサス会議からの提言—．ペインクリニック．30(10)：1395-1408，2009.
13) 太田英之ほか：CRPSにおける運動障害性発生のメカニズム．Peripheral Nerve. 25(1)：13-18，2014.
14) 高山真一郎ほか：医原性神経損傷—針による機械的損傷の手術例について—．日手会誌．19(3)：189-192，2002.
15) 住谷昌彦ほか：CRPSの診断と治療．Anesthesia 21 Century. 10：13-32，2008.
16) 西浦康正：CRPSの診断基準と早期診断・早期治療．Peripheral Nerve. 25(1)：19-26，2014.
17) 三木健司ほか：CRPSをめぐる諸問題：診断書の書き方，治療体制．ペインクリニック．34(8)：1111-1117，2013.
18) 牛田享宏ほか：CRPS病態の解明—最近の進歩．Peripheral Nerve. 25(1)：5-12，2014.
19) 有富正剛：CRPS(RSD)の後遺症による損害の額の算定について．23-39，損害賠償額算定基準下巻，日弁連交通事故相談センター，2013.
20) 堀内行雄：CRPSの診断と治療—特に後遺障害の判定について．Peripheral Nerve. 20(2)：115-124，2009.

V. 関連・類似疾患

ジストニアの診断と治療

> **診断・治療・見極めについてのポイント**
> ☑ CRPS は高率にジストニアなどの運動機能障害を伴う．
> ☑ Fixed dystonia の様相を呈することが多く，通常のジストニアとは異なる点も多い．
> ☑ 中枢性の機序が示唆されており，それに基づいた治療が必要である．

I はじめに

　CRPS は異常な痛みを特徴とするが，しばしば振戦やジストニアなどの不随意運動症状や運動障害を伴うことが知られている[1)～4)]．すなわち CRPS 例の約 25～97％に運動機能障害が生じ，これらは随意運動障害，ジストニア，ミオクローヌス，振戦，緩慢動作などである．このうちジストニア，ミオクローヌス，振戦などは痛みに伴う二次的な運動制限では説明が困難で，中枢性機序を考慮する必要がある．

　1911 年に Oppenheim が現在では DYT 1 ジストニアと呼ばれる遺伝性全身性ジストニアを dystonia musculorum deformans と記載して以来，ジストニアの定義については長年議論されてきた．近年では，"Dystonia is a movement disorder characterized by sustained or intermittent muscle contractions causing abnormal, often repetitive movements, postures, or both. Dystonic movements are typically patterned, twisting, and may be tremulous." と定義されている[5)]．すなわち筋肉の持続的あるいは間歇的収縮によって異常な運動や肢位をとり，この異常運動は典型的なパターンをとり，捻転や振戦を伴うこともある．実際には姿勢や自動運動など意識せずに行える運動のプログラミング異常と考えられている．ジストニアは DYT 1 ジストニアという全身性遺伝性ジストニアの疾患名として狭義に用いられることもあるが，症状を表す用語として先述のような異常筋収縮を示す病態全般を表す場合に用いられることが一般的になっている．後者の場合，異常収縮筋の分布によって，全身性，分節性，局所性などに分類される．最も一般的なものは局所性のジストニアで眼瞼痙攣，痙性発声障害，痙性斜頚，書痙や楽器奏者のクランプなどが含まれる．多くは原因不明の一次性であるが，脳性麻痺，向精神薬などによる薬剤性(遅発性ジストニア)など二次性のものも少なくない．ジストニアに特異的な診断のための検査はなく，一般に臨床症状の特徴から診断する．すなわち動作(または姿勢)特異性，定形性(一定のパターンを持っている)，感覚トリックの存在が特徴的である．多くの一次性ジストニアでは脳の MRI 所見は正常であり，知能も障害されない．わが国での疫学調査では人口 10 万人あたり 15～20 人の有病率とされ，決して稀な病態ではない．これらのジストニアは大脳基底核や視床，大脳皮質，小脳などから構成される神経ループの機能異常によると考えられており，実際，視床や淡蒼球への手術的介入に

表 V-1 通常のジストニアと CRPS に伴うジストニアの比較

	通常のジストニア	CRPS に伴うジストニア
ジストニアのタイプ	振戦やミオクローヌス様の不随意運動を伴うことが多い	固定した肢位をとることが多い（fixed dystonia）
感覚トリック	ある	ないことが多い
早朝改善効果	初期にはある	ない
動作特異性	一般的	例外的
対側肢への進展	ある	ある
同側肢への拡大	ある	ある
全身への波及	ある	稀にある
頸部・顔面・体幹の症状	多い	非常に稀
示されている脳での病態	感覚運動連関の異常　皮質の可塑性の変化　皮質興奮性の変化	感覚運動連関の異常　皮質の可塑性の変化　皮質興奮性の変化
末梢の外傷	稀	多い
確立された治療	淡蒼球脳深部刺激，視床 Vo 核手術，選択的末梢神経手術，髄腔内バクロフェン投与治療	ない
試みられる（た）治療	脊髄硬膜外刺激，経頭蓋磁気刺激	脳深部刺激術，視床核手術，選択的末梢神経手術，髄腔内バクロフェン投与治療　脊髄硬膜外刺激，経頭蓋磁気刺激など
機序	基底核・視床・皮質・小脳の神経ループの機能異常	末梢外傷による中枢感作？

より良好に治療可能であることが近年確立されている（表 V-1，図 V-5）[6)7)]．

II CRPS に伴うジストニア

CRPS に伴うジストニアは，痛みの場合[8)9)]と同様に初発とは異なる部位に拡大することがあり，それが一側上肢から同側下肢へ，対側上肢へなど様々な拡大様式をとり，稀には四肢全体に及び，重篤な運動機能障害となる場合もある[10)]．CRPS に伴うジストニアは通常の一次性ジストニアとは症状が異なることが多く，不随意な動きを伴うよりも固定した肢位をとることが少なくない．このような固定した異常肢位のジストニアを "fixed dystonia"[11)] と呼ぶ場合がある（図 V-6）．Schrag ら[11)]によると，fixed dystonia は一般に末梢の軽微な外傷が契機となって生じ，CRPS のような痛みを伴わない場合もあるが，CRPS の診断基準に合致する疼痛を伴う場合（20%），心因性不随意運動の基準に合致する場合（37%）などがあり，しばしばこれらがオーバーラップしている．このため，

fixed dystonia は心因性であるという極論も少なくない[12)]．しかしながら，心因性と判断された局所ジストニアと明確な遺伝性ジストニアとで皮質の興奮性や感覚運動連関の異常を比較したが正常者に比した異常な変化は両者で差がなかったという報告もある[13)]．このように fixed dystonia が真に心因性なのか，そうでないのかについては多くの議論がある．しかし過去に心因性と言われ続けてきた書痙が，心因性ではなく動作特異性局所ジストニアであることが明確になった[14)]ようなことからも，fixed dystonia や CRPS を短絡的に心因性と決めつけるのは危険である．心因性という言葉は交通外傷などの補償においてしばしば争点となり，また心因性と判断した場合に多くの患者が通常の医療から疎外されてしまいがちである．疾病利得が皆無で真に心因性かどうか不明の場合も少なくなく，最近では心因性（psychogenic）という言葉の使用をやめて，機能性（functional）という言葉で表現しようという動きもある[15)]．しかし，外見的には fixed dystonia であるが心因性との鑑別が困難で，経口プラセボ薬にも反応しなかったが，髄腔

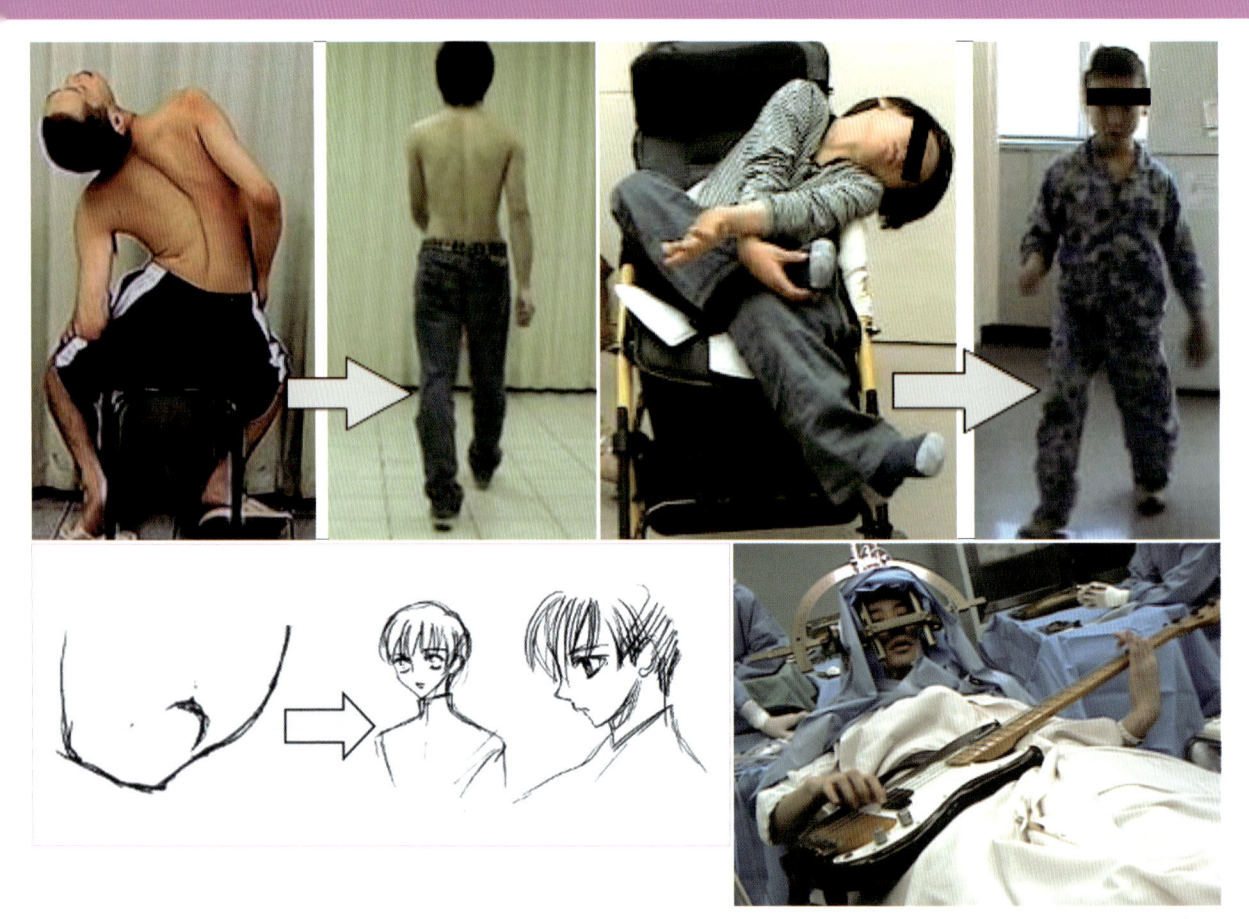

図 V-5　通常のジストニア例とその治療
a：成人発症一次性全身性ジストニアに対する淡蒼球脳深部刺激治療の手術前後
b：遺伝性 DYT1 ジストニアに対する淡蒼球脳深部刺激治療の手術前後
c：動作特異性局所ジストニア（書痙）に対する視床 Vo 核凝固術の手術前後（術前後の患者自筆例）
d：楽器奏者の局所ジストニアに対する視床 Vo 核凝固術の手術風景

内バクロフェン試験投与時にプラセボ生食を腰椎穿刺で用いたところで劇的な改善が見られた例も経験している．CRPS のジストニアは fixed dystonia 単独でなく，振戦やクローヌスなど明確な神経症状を伴うことが多く，これらの他覚的神経所見も心因性との鑑別点に有用と考えられる．

CRPS 自体あるいはそれに伴うジストニアや振戦はやはり中枢性機序が関与していると考える必要がある[4)16)17)]．CRPS での疼痛では，脳機能画像の研究で，疼痛領域以外に高次機能や運動に関与した部位にも異常がみられ，大脳皮質の感覚領域の過興奮，機能再構成，病的感覚運動連関，運動領野の抑制などが存在することが知られている[18)19)]．一方で，通常の一次性ジストニアでは，症状の発現機序は明確ではないが，脳の機能画像からの検討では，感覚運動連関の異常，運動野の抑制と感覚野の活性化，皮質可塑性の異常など，不思議なことに CRPS とほぼ同様の異常が見られることが知られている[20)]．ジストニアを含む多くの不随意運動は大脳皮質・基底核・視床の運動機能に関連した神経ループ回路の機能異常として考えられているが，同様の神経ループ回路は精神機能や感覚機能にも存在する．また，ジストニアの視床・基底核への介入治療と同様の考えから精神機能ループに脳深部刺激などを行い強迫神経症や難治性うつ病を治療する試みがなされている．これらと同様に，CRPS では脳内の感覚ループの機能異常によるのではないかという考え方も成り立つ．また，精神機能と運動機能は密接に相互に影響をしており，CRPS では感覚関連した神経ルー

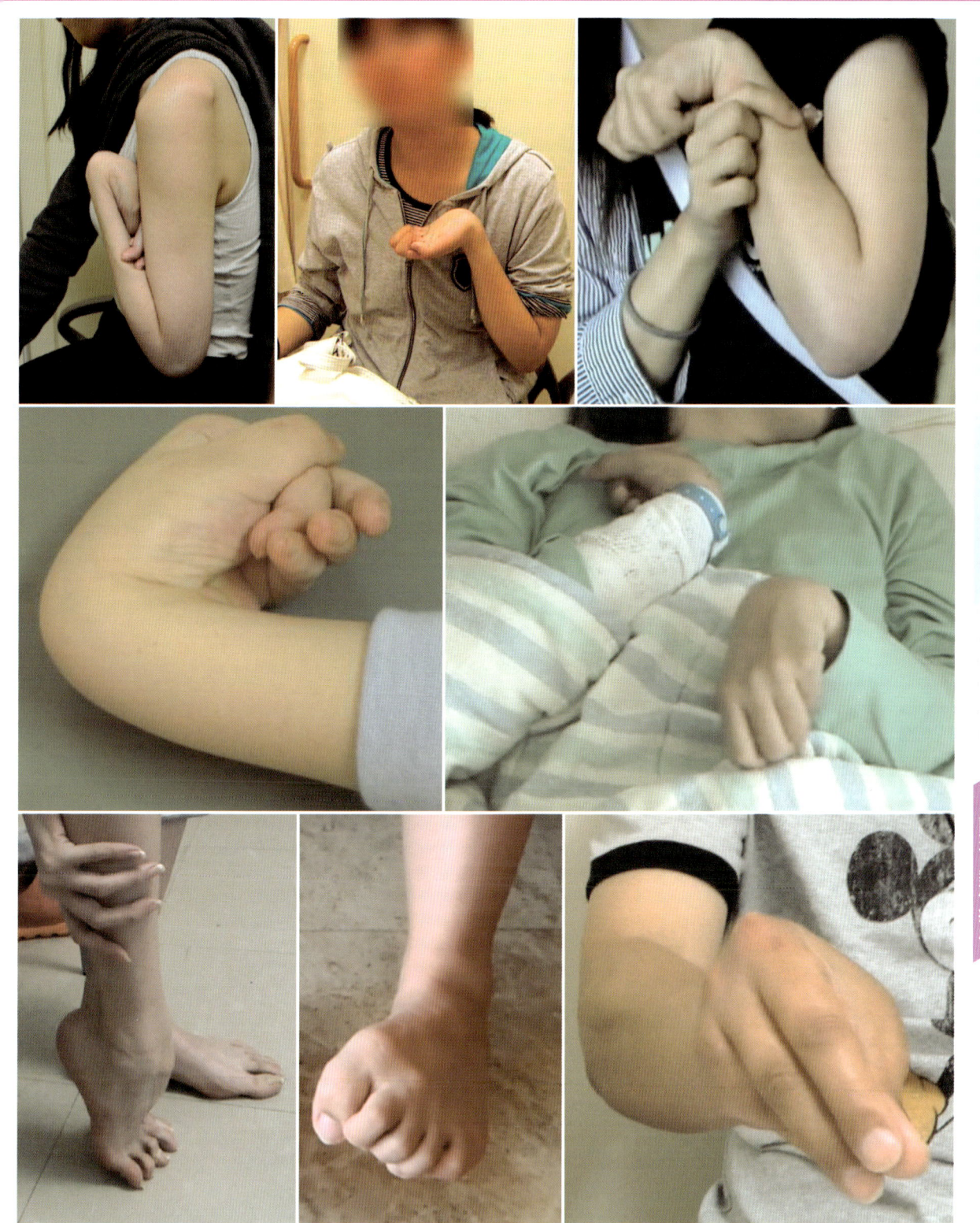

図 V-6　各種の fixed dystonia の例

ジストニアの診断と治療　115

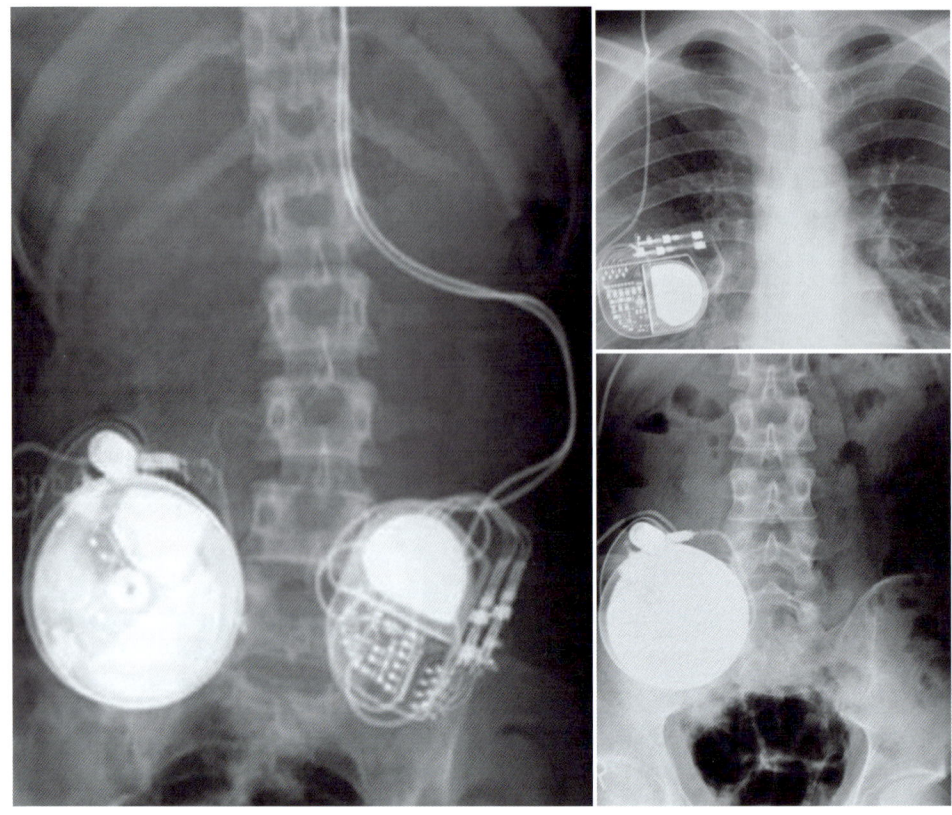

図 V-7　脊髄硬膜外電気刺激療法と髄腔内バクロフェン投与療法の併用例

プの機能異常が運動や精神機能のループに影響し，ジストニアを起こしたり，CRPS患者特有の精神状態をもたらしたりするのではないかとも推測できる．これがCRPSがしばしば心因性と呼ばれてしまう理由ではなかろうか．

III　治　療

通常の一次性ジストニアに対する治療は病型に応じた選択基準や手技がほぼ確立し，その10年以上の長期効果や安全性も確認されている．これに対してCRPSに伴うジストニアおよびfixed dystoniaは非常に難治である．この点からもfixed dystoniaが通常のジストニアと同様の機序で生じているのかどうかについては議論が多い．

主として脊髄後角のGABA-B受容体にアゴニストとして作用するバクロフェンを髄液腔内に慢性投与するバクロフェン髄腔内投与治療(intrathecal baclofen therapy；ITB)は重度の痙縮の治療とし

て確立されているが，CRPS自体あるいはCRPSのジストニアに対する有効性が報告されている[21)～23)]．脊髄硬膜外電気刺激療法(以下，SCS)はCRPSの治療として推奨されているが，SCSと髄腔内バクロフェン投与の併用[24)]も試みられており，相乗効果が知られている(図V-7)．これらは自験例からの検討では対症的であり，CRPSやそのジストニアの病態自体を改善するものではないという限界があると感じている．しかし，少なくともITB試験的投与はリスクも少なく容易に可能であるので，CRPSの治療の選択肢を探るうえでも，必須項目としておいてよいのではと考えられる．

CRPSやそれに伴う運動機能障害を中枢性神経機能障害としてとらえる立場から，脳への介入的治療が試みられている．古い報告ではあるがロシアのKandel[25)]は視床CM核の定位脳手術による凝固術で現在のCRPSに該当するerythromelalgiaが治癒した例を写真入りで彼の教科書に掲載している(図V-8)．自験例ではfixed dystoniaに対して

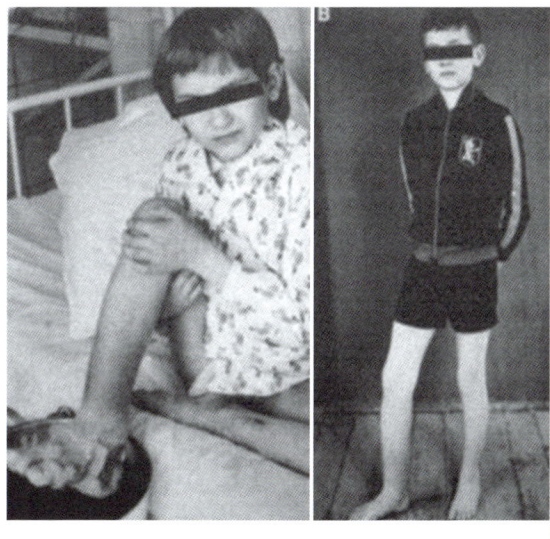

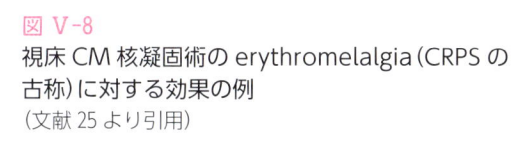

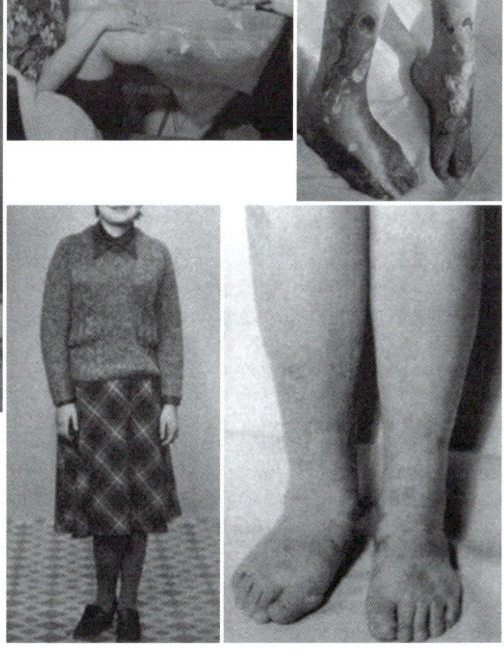

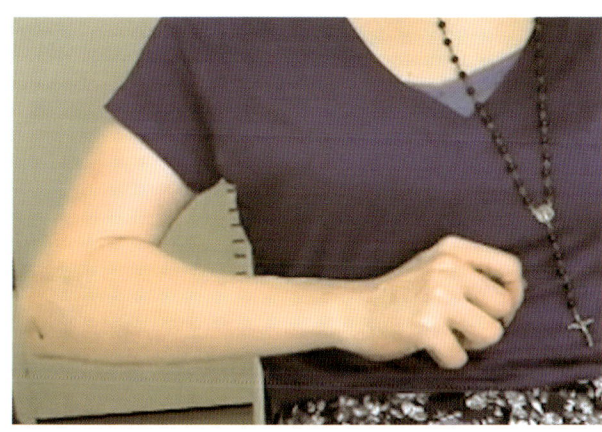

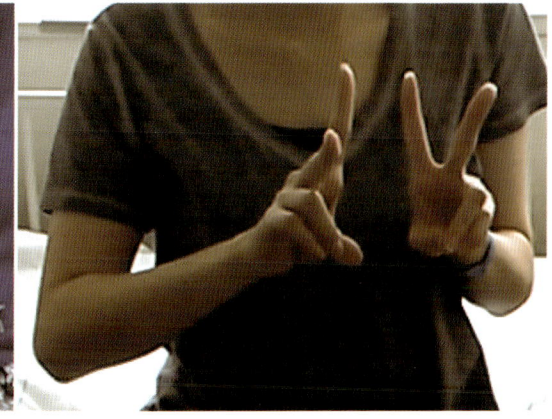

図 V-8
視床 CM 核凝固術の erythromelalgia（CRPS の古称）に対する効果の例
（文献 25 より引用）

図 V-9　Fixed dystonia に対する視床 Vo 核凝固術の前後（左：術前，右：術後）
術前は左手指を開くことができなかったが，術後は V サインなどができるようになった．

通常の局所ジストニアに行う視床 Vo 核凝固術によって良好な効果が得られた例を経験している（図 V-9）．また脳深部刺激療法や運動野刺激療法が奏功したという報告も散見される[26)27)]．これらは，まだ十分な例数もなく比較対照的検討もされていないが，治療に難渋しほかに治療法が考えにくい場合は十分検討する余地があると考えられる．また病状が長期化し器質的拘縮が生じてからでは治療効果は期待できないので，時期を失しないように常に念頭に置いておくべきである．

IV　おわりに

重症長期化した CRPS やそれに付随するジストニアなどの運動機能障害は非常に難治で，機能予後も不良である．合併症などにより死亡に至る例も少なくない．これまで CRPS は主として整形外科やペインクリニックで扱われてきたが，神経学

の見地からも考えることが非常に重要である．治療においても中枢性の機序を考慮して検討していくという姿勢が重要であると考えられる．

（平　孝臣）

文　献

1) Schwartzman RJ, Kerrigan J：The movement disorder of reflex sympathetic dystrophy. Neurology. 40(1)：57-61, 1990.
2) Raja SN：Motor dysfunction in CRPS and its treatment. Pain. 143(1-2)：3-4, 2009.
3) van Hilten JJ：Movement disorders in complex regional pain syndrome. Pain Medicine. 11(8)：1274-1277, 2010.
4) Birklein F, Riedl B, Sieweke N, Weber M, Neundorfer B：Neurological findings in complex regional pain syndromes-analysis of 145 cases. Acta Neurologica Scandinavica. 101(4)：262-269, 2000.
5) Jinnah HA, Albanese A：The New Classification System for the Dystonias：Why Was it Needed and How was it Developed? Movement Disorders. 1(4)：280-284, 2014.
6) Horisawa S, Taira T, Goto S, Ochiai T, Nakajima T：Long-term improvement of musician's dystonia after stereotactic ventro-oral thalamotomy. Annals of Neurology. 74(5)：648-654, 2013.
7) 平　孝臣：ジストニア Update ジストニアの外科治療．臨床神経学．52(11)：1077-1079, 2012.
8) van Rijn MA, Marinus J, Putter H, Bosselaar SR, Moseley GL, van Hilten JJ：Spreading of complex regional pain syndrome：not a random process. J Neural Transm. 118(9)：1301-1309, 2011.
9) Maleki J, LeBel AA, Bennett GJ, Schwartzman RJ：Patterns of spread in complex regional pain syndrome, type Ⅰ（reflex sympathetic dystrophy）. Pain. 88(3)：259-266, 2000.
10) van Rijn MA, Marinus J, Putter H, van Hilten JJ：Onset and progression of dystonia in complex regional pain syndrome. Pain. 130(3)：287-293, 2007.
11) Schrag A, Trimble M, Quinn N, Bhatia K：The syndrome of fixed dystonia：an evaluation of 103 patients. Brain. 127(10)：2360-2372, 2004.
12) Hawley JS, Weiner WJ：Psychogenic dystonia and peripheral trauma. Neurology. 77(5)：496-502, 2011.
13) Avanzino L, Martino D, van de Warrenburg BP, Schneider SA, Abbruzzese G, Defazio G, et al：Cortical excitability is abnormal in patients with the "fixed dystonia" syndrome. Movement Disorders：official journal of the Movement Disorder Society. 23(5)：646-652, 2008.
14) Sheehy MP, Marsden CD：Writers'cramp-a focal dystonia. Brain. 105(3)：461-480, 1982.
15) Czarnecki K, Hallett M：Functional（psychogenic）movement disorders. Current Opinion in Neurology. 25(4)：507-512, 2012.
16) Janig W, Baron R：Complex regional pain syndrome is a disease of the central nervous system. Clinical autonomic research：official journal of the Clinical Autonomic Research Society. 12(3)：150-164, 2002.
17) Marinus J, Moseley GL, Birklein F, Baron R, Maihofner C, Kingery WS, et al：Clinical features and pathophysiology of complex regional pain syndrome. The Lancet Neurology. 10(7)：637-648, 2011.
18) Maihofner C, Forster C, Birklein F, Neundorfer B, Handwerker HO：Brain processing during mechanical hyperalgesia in complex regional pain syndrome：a functional MRI study. Pain. 114(1-2)：93-103, 2005.
19) Maihofner C, Handwerker HO, Neundorfer B, Birklein F：Patterns of cortical reorganization in complex regional pain syndrome. Neurology. 61(12)：1707-1715, 2003.
20) Berardelli A：New advances in the pathophysiology of focal dystonias. Brain. J Neurol. 129(1)：6-7, 2006.
21) Zuniga RE, Perera S, Abram SE：Intrathecal baclofen：a useful agent in the treatment of well-established complex regional pain syndrome. Regional Anesthesia and Pain Medicine. 27(1)：90-93, 2002.
22) van Rijn MA, Munts AG, Marinus J, Voormolen JH, de Boer KS, Teepe-Twiss IM, et al：Intrathecal baclofen for dystonia of complex regional pain syndrome. Pain. 143(1-2)：41-47, 2009.
23) van der Plas AA, van Rijn MA, Marinus J, Putter H, van Hilten JJ：Efficacy of intrathecal baclofen on different pain qualities in complex regional pain syndrome. Anesthesia and Analgesia. 116(1)：211-215, 2013.
24) Goto S, Taira T, Horisawa S, Yokote A, Sasaki T, Okada Y：Spinal cord stimulation and intrathecal baclofen therapy：combined neuromodulation for treatment of advanced complex regional pain syndrome. Stereotactic and Functional Neurosurgery. 91(6)：386-391, 2013.
25) Kandel E：Relief of Erythromelalgia. 600-604, Functional and Stereotactic Neurosurgery, New York：Plenum Medical Book Co, 1989.
26) Parmar VK, Gee L, Smith H, Pilitsis JG：Supraspinal stimulation for treatment of refractory pain. Clinical Neurology and Neurosurgery. 123：155-163, 2014.
27) Cruccu G, Aziz TZ, Garcia-Larrea L, Hansson P, Jensen TS, Lefaucheur JP, et al：EFNS guidelines on neurostimulation therapy for neuropathic pain. European J Neurology. 14(9)：952-970, 2007.

V. 関連・類似疾患

線維筋痛症（機能性疼痛・中枢機能障害性疼痛）の診断と治療，診断書記載

診断・治療・見極めについてのポイント

☑ 痛みの機序には器質的疼痛である「侵害受容性疼痛」「神経障害性疼痛」，非器質的疼痛である「中枢機能障害性疼痛（機能性疼痛症候群）」のように分類されるが，線維筋痛症も含めほとんどの難治性の痛みはこれらが複雑に絡み合った混合性疼痛であると考えられる．
☑ 薬物のみでなく，運動療法，認知行動療法なども検討すべきである．
☑ 医師が治すものではなく，患者が自分で治していくものである．

I はじめに

疼痛はあくまで自覚症状であり，第三者がその評価を客観的に行うことは非常に困難である．そのため，線維筋痛症もその診断や評価に苦慮しているのが現状である．線維筋痛症は一般医療機関において行うことができる血液検査や画像所見において明確に診断ができない．また病態があまり臨床医には理解されておらず，現時点では少数の医療機関でのみ研究的な診療が行われている現状がある．そのため，厚生労働省研究班が構成され，病態の研究などを進めている．現在は日本線維筋痛症学会も発足している．

II 機能性身体症候群という考え方

医師や患者にとって，「痛み」はいわゆる危険信号としての役割があり，何らかの器質的疾患が必ず存在するという考え方により診断，治療を開始すると思われる．しかし，運動器慢性疼痛疾患のなかには器質的な疾患が認められないにもかかわらず，「痛み」が長く続き，かつ患者のQOLを著しく低下させる病態が存在する．つまり痛みの原因として健康に影響がある疾患がなかったり，あっても痛みの程度に見合わないものということである．

＜機能性疼痛症候群を含めた痛みの分類について＞

通常，器質的な「痛み」は侵害受容性疼痛と神経障害性疼痛に分類され，それ以外の器質的疼痛ではないものはすべてが心因性疼痛と分類されがちであるが，器質的疼痛ではないもののなかに機能性疼痛症候群，中枢機能障害性疼痛などが存在すると考えられている（図V-10）．機能性疼痛症候群は，King's College London の Simon Wessely が提唱した機能性身体症候群（functional somatic syndrome；FSS）という概念に含まれるものである．FSSは諸検査で器質的あるいは特異的な病理所見を明らかにできない持続的な特異な身体愁訴を特徴とする症候群で，それを苦痛と感じて日常生活に支障をきたしているために，様々な診療科を受診する．愁訴としては「様々な部位の痛み」，「種々の臓器系の機能障害」，「倦怠感や疲労困憊」など自覚的な症状を訴えるものが多く，代表例として過敏性腸症候群，慢性疲労症候群，線維筋痛症，

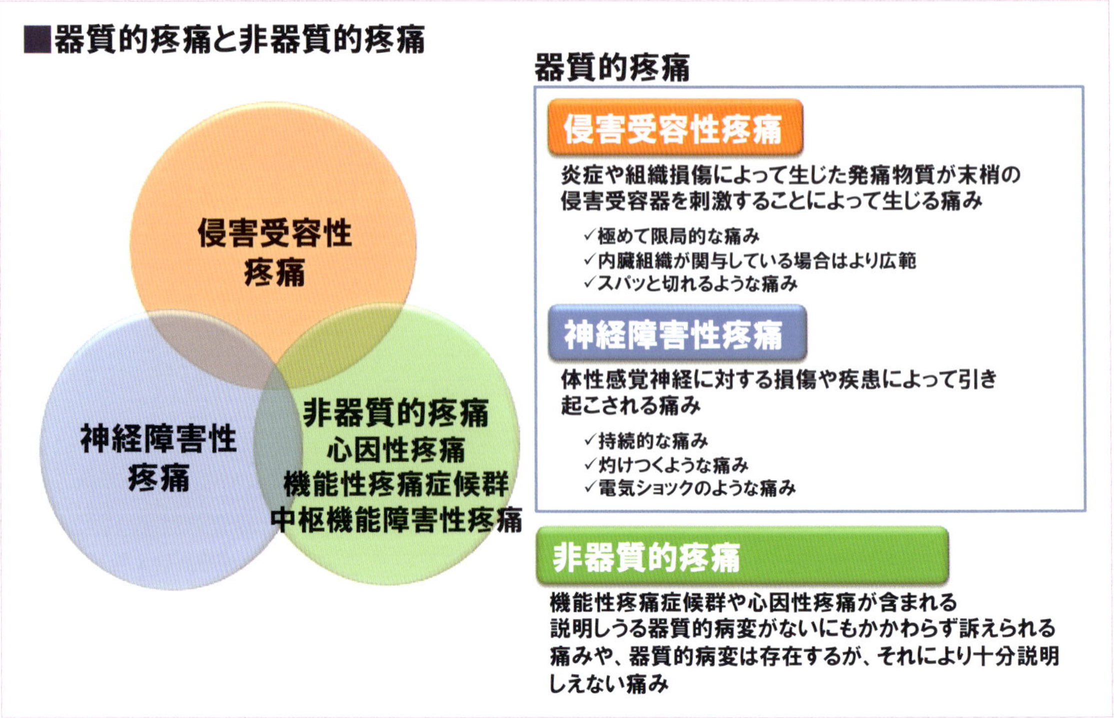

■器質的疼痛と非器質的疼痛

器質的疼痛

侵害受容性疼痛
炎症や組織損傷によって生じた発痛物質が末梢の侵害受容器を刺激することによって生じる痛み
- 極めて限局的な痛み
- 内臓組織が関与している場合はより広範
- スパッと切れるような痛み

神経障害性疼痛
体性感覚神経に対する損傷や疾患によって引き起こされる痛み
- 持続的な痛み
- 灼けつくような痛み
- 電気ショックのような痛み

非器質的疼痛
機能性疼痛症候群や心因性疼痛が含まれる
説明しうる器質的病変がないにもかかわらず訴えられる痛みや、器質的病変は存在するが、それにより十分説明しえない痛み

（ベン図ラベル：侵害受容性疼痛／神経障害性疼痛／非器質的疼痛 心因性疼痛 機能性疼痛症候群 中枢機能障害性疼痛）

図 V-10 痛みの機序による分類（日本整形外科学会：運動器慢性痛治療の手引．南江堂，2014年発行より引用）
痛みの機序による分類は①侵害受容性疼痛，②神経障害性疼痛，③非器質的疼痛に分類する方法が一般的である．非器質的疼痛の定義は様々であるが，そのなかに機能性疼痛症候群（functional pain syndrome）が存在するという考え方がある（Mayer EA. et al：Functinal Pain Syndrome. IASP press）．中枢機能障害性疼痛（central dysfunctional pain）と呼ばれることもある．ただ，ほとんどの痛みはこれらが複雑に絡み合った混合性疼痛であると考えられる．痛みに含まれるこれらの構成要素のバランスを考えることは，痛みの治療選択や薬剤選択の大きな助けになる．

脳脊髄減少症，間質性膀胱炎，慢性骨盤痛などがあると考えられている．FSSの病態ははっきりとは解明されていないものが多い．近年，機能性疼痛症候群の研究が進み，過敏性腸症候群（irritable bowel syndrome；IBS）は，器質的疾患を伴わず，腹痛・腹部不快感と便通異常（下痢，便秘）を主体とし，それらの消化器症状が長期間持続，もしくは悪化・改善を繰り返す機能性疾患であることがわかった．IBSの便通異常や腹部症状は，ストレスをはじめとする種々の病因によって引き起こされ，脳腸相関により副腎皮質刺激ホルモン放出ホルモンなどによって惹起された腸管運動や腸管内圧の変化が中枢に影響を与え，ストレスの悪循環となると考えられている．IBSは病態の研究が進み，5-HT3受容体を阻害することで，消化管運動亢進に伴う便通異常を改善するとともに，大腸痛覚伝達を抑制するラモセトロン塩酸塩（イリボー®）が使用されるようになり，医師の理解が進み身体科での診療がなされるようになった．FSSの病態に深く関わる因子としては，脳内の神経伝達物質であり，不安や痛み，睡眠，食欲や呼吸など身体機能を司るセロトニンとの関与が示唆されている．中枢機能障害性疼痛（central dysfunctional pain）とも考えられる機能性疼痛症候群はそのなかで痛みを主訴とするものであり，線維筋痛症はその代表例と考えられている．

線維筋痛症は，欧米では膠原病に分類されているが，一部の脊椎関節炎の合併例を除くと血液検査では明らかな炎症所見を伴わないものが多い．またX線所見やMRIなどでも異常所見を認めないものが多い．近年，脳機能画像研究の発達とともに中枢機能障害性疼痛の発現機序が解明されつつある．下行性疼痛抑制系の機能減弱が原因の1つと考えられている．下行性疼痛抑制系は，中脳水道灰白質（PAG）および吻側延髄腹側部（RVM）に存在する神経細胞から神経軸索が脊髄後角に下行

1. 広範囲にわたる疼痛の病歴（3か月以上）
   上半身，下半身を含めた対側性の広範囲の疼痛と頸椎，前胸部，胸椎，腰椎部の疼痛，いわゆる axial skeletal pain が存在

2. 18箇所の圧痛点のうち11箇所以上に疼痛を認める
   後頭部：後頭骨下部筋付着部（左右）
   下頸部：C5-C7における横突間帯の前部（左右）
   僧帽筋：上側縁の中間点（左右）
   棘上筋：内側縁付近の肩甲棘の上（左右）
   第二肋骨：第二肋骨軟骨接合部，接合部上面のすぐ脇（左右）
   外側上顆：上顆から遠位2 cm（左右）
   臀部：外側に張り出した片側臀部を四分割した上外側（左右）
   大転子：転子窩突起の後部（左右）
   膝：関節線近傍の内側脂肪体（左右）

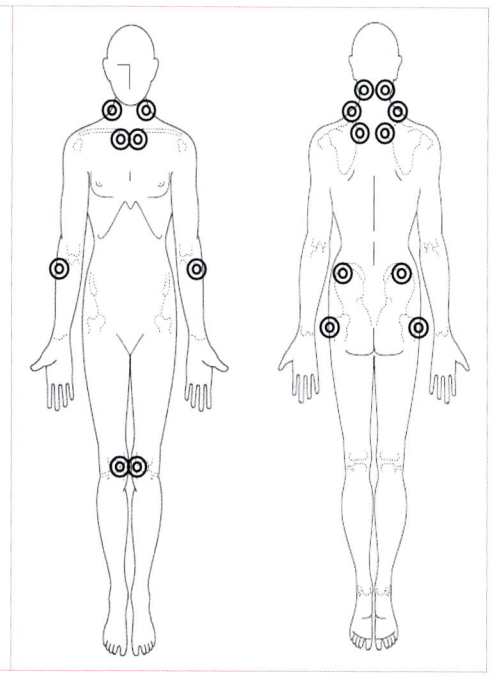

図 V-11　アメリカリウマチ学会の線維筋痛症診断基準（1990年）

し，脊髄レベルでの末梢から入力された侵害受容情報を制御する生理的な鎮痛システムである．最近は，下行性疼痛抑制系が「痛み」をむしろ亢進させる現象も観察され[1]，下行性疼痛"調節"系と呼ばれることもある．線維筋痛症患者では，前頭前野や前帯状回の神経核が過敏となっていると報告されている[2)3)]．このような中枢神経の異常の報告は CRPS（複合性局所疼痛症候群）でも明らかになっており[4)]，線維筋痛症のような全身の疼痛性疾患でなくとも，局所の疼痛性疾患でも中枢性の機能異常が見られることは興味深い．脳機能画像の研究において線維筋痛症患者はコントロールに比べ痛みの閾値が低下しており，また痛みに対する反応がコントロールに比べ3倍以上であるとの研究[5)]がある．線維筋痛症患者の脳内の腹側被蓋野の「報酬・懲罰」に関する応答が低下し，GABAやドーパミンに対する神経伝達の機能不全が示唆されている[6)]．このことは線維筋痛症患者の疼痛の発生機序が中枢機能障害性疼痛であることやオピオイド治療に反応性が悪いことも説明が可能である．2014年3月現在，本邦で線維筋痛症の痛みに対して認可されているのはプレガバリンのみであるが，この薬剤が脳内でどのように作用しているかも脳機能画像によって検討されており[7)]，線維筋痛症のプレガバリンによる鎮痛が脳内の default mode network を介するものと推察されており，治療効果が将来的には脳機能画像にて判定することや，どういった患者が薬物治療に反応するかなども予測ができる可能性がある．

III 線維筋痛症の診断

線維筋痛症は1970年代半ばに欧米でその存在が確認され，1980年代に本邦でも確認された全身に耐えがたい痛みがある疾患で，この聞きなれない疾患は古くからリウマトロジーの中で結合組織炎症候群や，七川歓次らが提唱した多発性付着部炎などを含め全身性慢性疼痛症候群として知られていた．

線維筋痛症は，多様な疼痛が主に頸部から肩甲骨周囲や背部に始まり，全身の筋，関節周囲など付着部痛を伴う疾患で女性に多く，アメリカリウマチ学会が1990年に発表した診断基準（図V-11）[8)]では，3か月以上持続する全身にわたる痛み

があり，18箇所設定されている圧痛点のうち11箇所以上の圧痛点を確認できるものを線維筋痛症と診断する．2004年に厚労省線維筋痛症研究班が発足し，班長である西岡らにより2007年に本邦での初めての医師向けのテキストが完成した．脊椎関節炎の初期像は線維筋痛症と類似し，疼痛部位の腫脹，皮膚疾患，付着部炎，関節の腫脹，仙腸関節などの炎症性変化，骨硬化変化などX線所見も精査するべきである[9]．^{99m}Tc骨シンチグラフィーも有用である．線維筋痛症のなかに脊椎関節炎が5%程度合併していた[10]．線維筋痛症の病態が自覚症状である「疼痛」が主症状であることから精神科との共同診断，治療は重要である．身体科である整形外科が診断する前に精神疾患の1つの症状としての「痛み」を訴える場合があることを念頭に精神科的な診断を受けることが重要である[11]．線維筋痛症に親和性のある精神科疾患として身体表現性疼痛障害，広汎性発達障害，解離性障害，パーソナリティー障害，気分障害，虚偽性障害，詐病などが挙げられており，これらの診断を身体科で行うことは困難である．線維筋痛症は身体科医師のみによって診療されることが多いが，精神科疾患の除外診断が適切でないことが多いので注意が必要である．我々が慢性疼痛診療を行っている行岡病院リウマチ科では線維筋痛症診療ガイドライン2013に紹介しているが，精神科専門医の診察を整形外科医が診察する前に行い，精神疾患の有無を精査している．身体科専門医が精神疾患の鑑別を適切に行うことができないのは精神科医が手術を行えないのと同様のことである．以上の診断基準をもとに診断することになるが，疼痛をきたす様々な疾患を除外することや精神科診断を正確に行うことが一般の医師にとっては最大の問題点と考えられる．単に痛みがあるというだけで線維筋痛症の診断に至ることは避けなければならない．「痛み」は自覚症状であり，患者が医師にそのように伝えただけで診断されるというのであれば，詐病や虚偽性障害の患者をそのように診断することになり，疾患の認知度が正しく

なされないという問題に直面すると考えられる．診断基準を用いて適切に診断するためには，複数の領域の各科専門医が合同で診療する多科目連携治療アプローチでしか，診断ができないと考えられる．膠原病専門医，神経内科専門医など身体科医師のみならず，精神科，心療内科専門医も関わらなければ適切な診断がなされないと考えられる．つまり線維筋痛症の診断，治療には多科目連携治療アプローチ（multidisciplinary approach）が必須であると考えられる．しかし，現在，厚生労働省研究班を中心とした集学的な医療機関は全国に数箇所しか整備されていない．そういった現状を勘案すると線維筋痛症という正確な診断は，単独医師による診療が通常である一般医療機関では不可能という前提に立ったうえで，線維筋痛症に近い病態の疾患群を広く捉えることにより，少しでも患者の苦痛を軽減するという点から医療体制を取るべきだと考えられる．慢性疼痛を患者が訴えた場合，線維筋痛症という診断が確定しない状態でも薬物治療や運動療法を行うことにより，患者の苦痛を軽減できると考えられている．もちろん診断が確定しない状態でも，ある程度治療を行うといった考え方は，より早期に，また近隣で治療を行うためである．正確さが要求される診断書発行のための病名や後遺障害認定など法的，行政的な書類作成の際にはきちんとした診断手順が必要である．線維筋痛症患者数は日本では200万人と推計される．欧米のプライマリケア患者の5〜6%が線維筋痛症と診断され，リウマチ科患者の15〜20%が線維筋痛症と診断される[8]．欧米では確立した疾患であるが，本邦では認知度が低く，受診患者数はわずか年間4,000人前後と有病者数との間に大きな乖離がある．家族内発症することは欧米では古くから知られ，一親等の52%（女性では71%，男性35%）に線維筋痛症類似の症状が出現し家族集積性が存在するが，明らかな遺伝関係はなく家庭環境要因が重要であるとされている．線維筋痛症は生命予後は不良ではないが，重度の障害が発生し生活の質を下げる．症状の完全な解決

表 V-2　線維筋痛症との鑑別が困難な疾患
脊椎関節炎の鑑別は困難なことがあり，注意が必要である．

脊椎関節炎（ヨーロッパ分類基準）
I．炎症性脊椎痛 　現在，炎症性背部痛（腰痛，背部痛，項部痛）があるか，その既往があり，下記の中で少なくとも4項目が合致すること． 　1．3か月以上の持続　2．発症が45歳未満　3．発症が潜行性　4．運動による改善　5．朝のこわばり
II．滑膜炎 　非対称性あるいは下肢に有意な関節炎を認める．あるいはその既往歴 　1．家族歴：第二度近親者以内の家族に以下のいずれかを認める． 　　　①強直性脊椎炎　②乾癬　③急性ぶどう膜炎　④反応性関節炎　⑤炎症性腸疾患 　2．乾癬：医師に診断された乾癬あるいはその既往 　3．炎症性腸疾患：X線もしくは内視鏡にて確認されたクローン病もしくは潰瘍性大腸炎，あるいはその既往 　4．左右交互の臀部痛：左右の臀部に交互に出現する疼痛，もしくはその既往 　5．靱帯炎：アキレス腱か足底腱膜の付着部位の自発痛または圧痛，あるいはその既往 　6．急性下痢症：関節炎発病1か月前 　7．尿道炎，子宮頸管炎：関節炎発症前1か月以内に起きた非淋菌性尿道炎あるいは子宮頸管炎 　8．仙腸関節炎：両側2度から4度，もしくは片側3度から4度のX線所見を呈するもの 　　　X線所見の段階付け（0度：正常，1度：疑い，2度：軽度，3度：中等度，4度：強直）

は得られなくとも，適切な治療にて著明な改善を得ることができる．

IV　線維筋痛症とほかの疾患の合併について

　線維筋痛症は膠原病疾患に分類されるが，関節リウマチや脊椎関節炎との合併例が比較的高率に認められる．膠原病のなかでも脊椎関節炎と発症早期の関節リウマチは線維筋痛症と鑑別すべき疾患と考えられている．どちらも全身の多関節痛を訴えることが多く，また訴えが漫然としていて発症早期には診断が困難なことがあるためである．浦野は特にリウマチ性脊椎関節炎の診断は困難であり，多くの慢性疼痛を訴える患者のなかに紛れていることを念頭に置く必要がある[9]と指摘している．Amorの診断基準はやや過剰診断となる傾向があるため，最近ではヨーロッパ診断基準（表V-2）を用いている．脊椎関節炎の初期像は「痛み」だけを取り上げると線維筋痛症と類似している．X線所見が正常でリウマトイド因子陰性，さらに血沈，CRPなど炎症所見も陰性の場合，鑑別は難しい．詳細な関節，付着部所見の把握，X線所見での特に仙腸関節，胸肋鎖骨部の観察が必要である．我々はこれらの鑑別に^{99m}Tc骨シンチグラフィーも行っている．七川，行岡らが強調している多発性付着部炎，胸肋鎖骨異常骨化症の鑑別も重要である．線維筋痛症のなかにリウマチ性脊椎関節炎が5%程度合併していた[10]．広範囲疼痛を訴える患者を診察する場合には，リウマチ性疾患の知識と経験が必要である．疼痛が広範囲であるからといって，即座に線維筋痛症という診断に至るものではない．浦野が指摘するように疼痛部位の腫脹，皮膚疾患，付着部炎，関節の腫脹，仙腸関節などの炎症性変化，骨硬化変化などX線所見も精査するべきである[9]．線維筋痛症の圧痛点は全身に見られるが，多くの症例では軸性疼痛（体幹部を中心とした痛み）が見られることが多い．18箇所の圧痛点の数のみにこだわることなく，Yunusが1981年に提唱した小基準である疲労感，易疲労性，睡眠障害，慢性疼痛，痙攣性大腸炎，腫脹感（こわばり感を含む），しびれ感，不安または緊張による症状の影響，天候による症状の影響，肉体活動による症状の影響が見られるなど随伴症状なども考慮して診断することが必要である．また頭痛，抑うつ，疲労，睡眠障害（入眠障害，熟睡障害（中途覚醒），早期覚醒，restless legs syndrome，睡眠時無呼吸症候群），過敏性腸症候群，意識消失発作などは比較的多く見られる参考にすべき症状である．

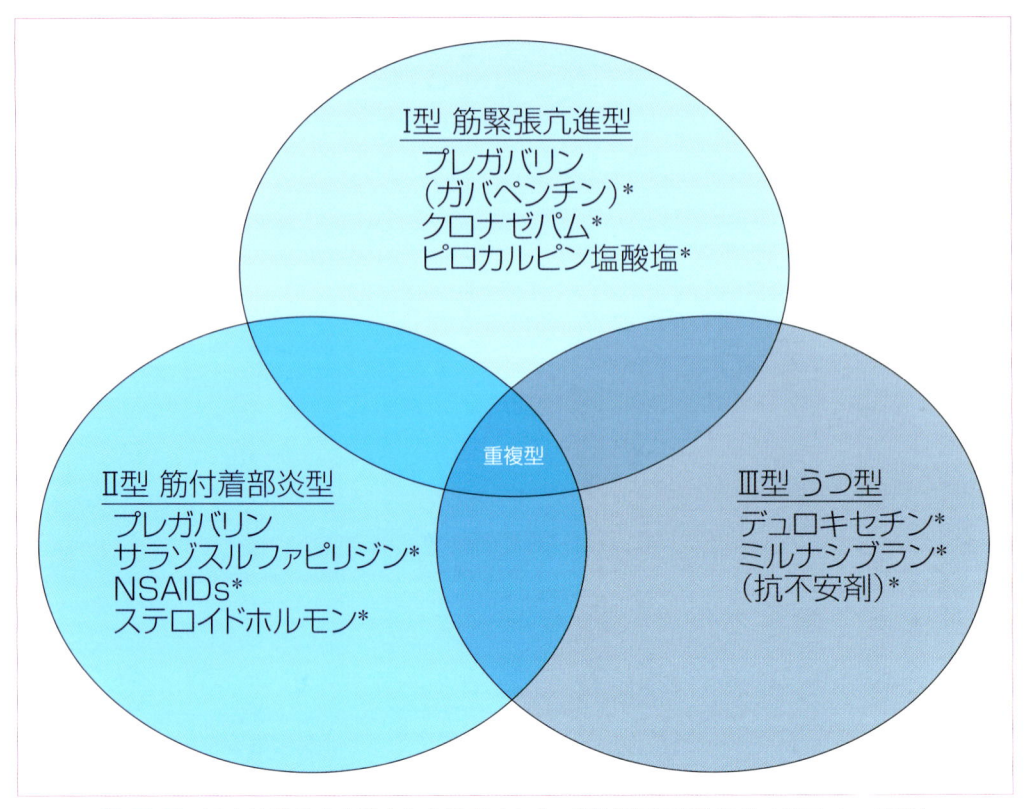

図 V-12 日本線維筋痛症学会から発表された「線維筋痛症診療ガイドライン 2013」
線維筋痛症の主な臨床病態から見た保険診療を前提とした薬物治療の目安.
病態をⅠ型(筋緊張亢進型), Ⅱ型(筋付着部炎型), Ⅲ型(うつ型)の3型と, それらの重複型に分けて治療法を示している(＊：線維筋痛症の随伴症状・合併症に対して保険診療として認められているもの)

　線維筋痛症に限らず慢性疼痛疾患には機能性不随意運動(functional involuntary movements)と呼ばれる病態がよく付随する. これらは神経内科的な器質的な疾患がないものの, 自覚的もしくは他覚的に筋肉の痙攣や不随意運動が出現するものである. これらは年齢に関しては, 子供(12歳未満)でも頻度は少なくなく(急性発症の23％), 高齢者でも稀ではない. 子供では成人と同様の特徴を示すが, 女性に多いという特徴がある. 機能性不随意運動に関しては特に治療の必要性は無く, 原疾患である疼痛性疾患の治療が上手くいくと消失する.

　日本線維筋痛症学会から発表された「線維筋痛症診療ガイドライン2013」に病態をⅠ型(筋緊張亢進型), Ⅱ型(筋付着部炎型), Ⅲ型(うつ型)の3型と, それらの重複型に分けて治療法を示している(図V-12). 病状が多彩な症例が多いため, ガイドラインから容易に治療方法を決定できるものではないが, ある程度の指針となると考えている. 線維筋痛症の治療医はどの診療科と決まっているわけではないため, 使用する薬剤がどうしても治療医がよく使用してきた薬剤に偏る傾向があるのは否めないと思われるが, 広く使用される治療薬の効果や副作用に精通する必要があると考えられる. 線維筋痛症の治療薬の治験成績によるとプラセボ効果やノセボ効果(プラセボ投与でも副作用が出やすいこと)がほかの疼痛性疾患より高く, プラセボでも50％近く鎮痛効果が得られることがある.

　線維筋痛症の治療として, 日本線維筋痛症学会から診療ガイドラインが出されている. また薬物に対する反応も様々で少量から開始し患者の反応をゆっくり確認することが重要である. プラセボ効果やノセボ効果も高く, それらをむしろ上手く使って治療に結びつけることが重要である. 薬物

療法と並んで，認知行動療法や運動療法は効果が高いと知られており，必ず患者に指導，実践させることが重要である．線維筋痛症は難治性であるとの認識があるが，必ずしも難治性ではない．約2年間の治療で約8割に疼痛が軽減し，日常生活の容易さが向上している．残念ながら約1割には全く効果が見られなかった[12]．線維筋痛症の治療は長期間に亘ることが多いが，薬物治療は治療方法の1つであり，運動療法や認知行動療法が重要な治療方法である．線維筋痛症の薬物治療の成績は，発症から1年以内は治療成績はそれ以上の罹病期間のものよりも良好であったが，10年以上の長期罹患例でも1年以上と同等の成績であることから，長期罹患例でもあきらめずに治療を行うことが大切であると考えている．

＜ここまでのまとめ＞

① 線維筋痛症は，1990年にアメリカリウマチ学会によって定義された．
② 中年期以降の女性に多発し，全身性の疼痛を訴える．
③ 疼痛以外に随伴症状が多いため，他の疾患と誤診されやすい．疲労感，易疲労性，睡眠障害，痙攣性大腸炎，腫脹感（こわばり感を含む），しびれ感，不安または緊張による症状の影響，睡眠障害など．
④ 診断は1990年アメリカリウマチ学会の診断基準を使用するが，一般的な採血，X線では異常所見を認めないため診断確定が遅れることが多い．
⑤ 広範囲に亘る疼痛が3か月以上持続していて，18箇所の圧痛点のうち11箇所以上に疼痛を認める病態を，線維筋痛症とした．
⑥ この診断基準では，線維筋痛症は様々な疾患を除外した結果の症候群のような病態を指しており，現在では新たに診断の予備基準の作成が検討されている．
⑦ 18箇所の圧痛点のみにて診断するものではない．まず広範囲の疼痛があることが重要である．

＜線維筋痛症の頻度，予後＞

・アメリカにおける有病患者率：一般人口の約2％（女性3.4％，男性0.5％）
・日本における有病率：一般人口当たり1.7％（都会部2.2％，地方1.2％）
・男女比：1：4.8
・有病者平均年齢：51.5±16.9歳（11～84歳）性差なし（小児科年齢4.8％）
・発症年齢：43.8±16.3歳（11～77歳）

V 線維筋痛症など自覚症状が主な患者の診断書などの発行についての注意点

線維筋痛症の診断に関して診断書など公的書類を発行する場合には細心の注意が必要である．線維筋痛症治療ガイドライン2011にも「行政上，司法上の正確な判断を求められる際に，主な症状が自覚的なもので他覚所見が乏しい状況で医師としては不確定な判断を示すことは適切ではないと考えられる．」と記載されており，「本人の自覚的な「痛み」のみでは適応されない．永続的な障害の存在の証明には専門医による当該関節周囲のX線上明らかな骨萎縮またはMRI検査や超音波検査による明らかな筋萎縮などの他覚的な証明が必要である．「痛み」だけの障害については専門領域を異にする複数の専門医での合議による判定が必要である．」と多科目連携治療アプローチを必須条件としている．「痛み」があっても多くの線維筋痛症患者は日常生活や就労を健常者と同様に行っており，仮に「痛み」で日常生活や就労が高度に制限されている場合には，骨折などの患者と同様に関節周囲の筋萎縮や骨萎縮など他覚的な証明ができる．しかしそういった他覚的な証明がない場合には「痛み」や精神科的な評価は身体科では不可能である．そのため，身体科である整形外科，リウマチ科，ペインクリニック専門医などが診断書を発行する時には，精神科専門医で詐病や虚偽性障害など精神疾患などが存在しないことを確認したうえで行うことが求められる．また自賠責医療や

労働災害などの第三者行為の場合は、因果関係には医学的な見地から相関が明らかであるとの確証を証明できない時に安易に診断書を発行すると、自覚症状を医師が他者に対して証明することは不可能であるので、無用な紛争に巻き込まれることになる。単に事故のあとに発症したとの理由で因果関係があると記載することは自覚症状が主体の病態であることから不適切である。交通事故との因果関係について線維筋痛症と頸椎捻挫には同様の問題がある。近年、交通事故後に線維筋痛症が発症したと主張する患者が多発しているが、元来線維筋痛症の発症要因は生下時からの発育環境や、それまでの様々なストレスなどの複合的な要素で発症するものであり、事故のあとに発症したからといって因果関係があるような単純なものではない。本邦では頸椎捻挫は非常に多く認められる疾患であるが、世界的には頸椎の脱臼、麻痺などのない頸椎捻挫で補償がない国では頸椎捻挫が臨床上問題になることはなく、4週間以内ですべての症例の愁訴がなくなったとの報告があり、日本における病態は医学的なものだけでなく、補償神経症といった社会的な疾患であることを念頭に置いて治療する必要がある。カナダでの診察指針では100 km/hr以上の追突でX線撮影を行うなど日本での頸椎捻挫と重症度が異なる。日本での多くの追突事故の速度は30〜40 km/hrである[13]が、35 km/hrで衝突した場合は非追突車の後方が大きく変形することが知られている。しかし、実際の交通事故後の愁訴を訴える症例では、そのような変形がないような軽微な外力で発症した「痛み」症例が多い。近年交通事故は減少しているのにも関らず、後遺障害を訴える被害者数が急増している現状からも痛みの原因が外力によるものとは思われない。実際の追突事故の力学的なエネルギー量は10 G以下とされており、20 cmの階段から両足で着地するものと同様とされており、非常に僅かな外力である。スポーツや日常で同様の加速度は頻繁に経験している[14]のに頸椎捻挫や線維筋痛症が発症しないのは被害者意識がないからと説明されている。

また近年、柔道整復師など医業類似行為などが増加したため、交通事故の愁訴の治療に医学的に必要性が証明されないのに長期間施術が行われ、柔道整復師には診断する資格がないためにその医学的根拠を医師に後日求められトラブルになるケースが増えている。治療に当たる医師は、医業類似行為への指示、許可を行っていないことをカルテや診断書に記載する必要がある。医業類似行為などへの指示、許可を行った場合、健康被害の責任は診断し、指示、許可した医師にあり、その指示、許可のもと施術した柔道整復師にはないことが判例上明らかである。特に他覚所見がなく、「痛み」という自覚症状のみの場合には細心の注意を払うべきである。激しい自覚的な「痛み」を患者が訴えたために、診察することなく関節拘縮がない関節可動域の著明な低下や筋肉の萎縮のない著明な筋力低下を記載した診断書を発行してはならない[15]。医学的に説明のつかない病状は詐病なども考える必要がある。後遺障害診断書の自覚所見以外の他覚所見や関節可動域、労働能力については、永続的な障害を記載すべきであり、記載内容が患者の後日の状態と異なった場合には記載した医師が詐欺の共同正犯に問われたことがあるため、診断書記載には細心の注意が必要である。自覚症状はあくまで患者の自覚症状であるが、他覚所見は画像所見や診察所見から明らかな障害で永続的なものを記載すべきである。自然に改善する自覚的な要素（疼痛、しびれ、脱力）などを含むべきではない。

Ⅵ さいごに

線維筋痛症は診断基準があるが、自覚症状を主体とする病態が主であり、適切な診断・治療のためには、多科目連携治療アプローチが必要とされている。しかし、日本の現状ではその実践は難しい。そういった実態を考慮しながらこの疾患の理解を進めていき、機能性身体症候群、機能性疼痛

症候群，中枢機能障害性疼痛などの概念を持って治療を行っていく必要がある．近い将来，脳機能画像の研究が進み，病態の解明が進んで，過敏性腸症候群のように多くの医療機関での治療が可能となることを願っている．薬物療法のみではなく，運動療法，認知行動療法も含めて行うべきである．日本では「痛み」の対処療法が医療機関でなされることが多いが，慢性疼痛治療がセンター化されている欧米では，患者への教育やセルフコーピング（患者が自分で治療を進めていくこと）が重要な柱となっている．以下にオーストラリアのニューサウスウェールズ州政府のハンター病院ペインサービスで作成された動画を紹介する．

http:/youtu. be/_EMeHQ45x5g

http://youtu. be/Zaw5oqYgxh8

http://youtu. be/xIstSpCxRKE

（三木健司，史　賢林，行岡正雄）

文　献

1) Miki K, Zhou QQ, Guo W, Guan Y, Terayama R, Dubner R, Ren K：Changes in gene expression and neuronal phenotype in brain stem pain modulatory circuitry after inflammation. J Neurophysiol. 87（2）：750-760, 2002. PubMed PMID：11826044.
2) Gracely RH, Geisser ME, Giesecke T, Grant MA, Petzke F, Williams DA, Clauw DJ：Pain catastrophizing and neural responses to pain among persons with fibromyalgia. Brain. 127（4）：835-843, 2004. Epub 2004 Feb 11. PubMed PMID：14960499.
3) Burgmer M, Petzke F, Giesecke T, Gaubitz M, Heuft G, Pfleiderer B：Cerebral activation and catastrophizing during pain anticipation in patients with fibromyalgia. Psychosom Med. 73（9）：751-759, 2011. doi：10. 1097/PSY. 0b013e318236588a. Epub 2011 Nov 2. PubMed PMID：22048836.
4) Freund W, Wunderlich AP, Stuber G, Mayer F, Steffen P, Mentzel M, Schmitz B, Weber F：The role of periaqueductal gray and cingulate cortex during suppression of pain in complex regional pain syndrome. Clin J Pain. 27（9）：796-804, 2011. doi：10. 1097/AJP. 0b013e31821d9063. PubMed PMID：21593662.
5) Gracely RH, Petzke F, Wolf JM, Clauw DJ：Functional magnetic resonance imaging evidence of augmented pain processing in fibromyalgia. Arthritis Rheum. 46（5）：1333-1343, 2002. PubMed PMID：12115241.
6) Loggia ML, Berna C, Kim J, Cahalan CM, Gollub RL, Wasan AD, Harris RE, Edwards RR, Napadow V：Disrupted brain circuitry for pain-related reward/punishment in fibromyalgia. Arthritis Rheumatol. 66（1）：203-212, 2014. doi：10. 1002/art. 38191. PubMed PMID：24449585.
7) Harris RE, Napadow V, Huggins JP, Pauer L, Kim J, Hampson J, Sundgren PC, Foerster B, Petrou M, Schmidt-Wilcke T, Clauw DJ：Pregabalin rectifies aberrant brain chemistry, connectivity, and functional response in chronic pain patients. Anesthesiology. 119（6）：1453-1464, 2013.
8) Wolfe F, Smythe HA, Yunus MB, et al：The American College of Rheumatology 1990 Criteria for the classification of fibromyalgia. Arthritis Rheum. 33：160-172, 1990.
9) 浦野房三：臨床医のための線維筋痛症．東京：新興医学出版社，2009.
10) 三木健司，行岡正雄：脊椎関節炎診療―従来からの常識からの脱却を目指して―リウマチ性脊椎関節炎の治療（線維筋痛症との合併に注意），Modern Physician. 30（12）：1561-1568, 2010.
11) 橋本亮太，武田雅俊：治療　精神科的アプローチによる治療の導入．日本線維筋痛症学会編．106-114, 線維筋痛症診療ガイドライン2011. 東京：日本医事新報社，2011.
12) 三木健司，行岡正雄：慢性疼痛（慢性痛症）の薬物治療．192-204, リウマチ病セミナーXIX. 大阪：永井書店，2008.
13) 中島太一，福平健一，久保田正美，鳥塚俊洋：追突事故の再現実験．自動車研究. 28（10）：19-23, 2006.
14) Allen ME, Weir-Jones I, Motiuk DR, Flewin KR, Goring RD, Kobetitch R, Broadhurst A：Acceleration perturbations of daily living. A comparison to 'whiplash'. Spine（Phila Pa 1976）. 19（11）：1285-1290, 1994. PubMed PMID：8073323.
15) 三木健司，行岡正雄：診療の秘訣．後遺症診断書の発行について．Modern Physician. 32（4）：501, 2012.

索　引

欧文

B
BMD 値 …………………………… 24, 28
Budapest criteria ………………………… 4

C
causalgia ……………………………… 12
central sensitization ………………… 33
complex regional pain syndrome …… 47
CRPS ……………………… 22, 47, 75, 94
CRPS 治療のアルゴリズム …………… 53
CRPS の画像診断 ……………………… 23
CRPS の薬物療法 ……………………… 47

D
DCT …………………………………… 52
diffuse noxious inhibitory controls … 89
DNIC …………………………………… 89
dosal root ganglion …………………… 33
DRG …………………………………… 33
drug challenge test …………………… 52

E
endoscopic thoracic sympathectomy
　………………………………………… 62
erythromelalgia ……………………… 116
ETS …………………………………… 64

F
fixed dystonia ………… 112, 113, 114

G
gate control 説 ………………………… 71

H
HLA ……………………………………… 6

I
in situ tissue engineering …………… 88
intrathecal drug delivery …………… 62
intravenous regional sympatholysis
　………………………………………… 65
IVRS …………………………………… 65

L
line scan CPMG 法 MRS …………… 24

N
nerve growth factor ………………… 32
NGF …………………………………… 32
NMDA（N-methyl-D-aspartate）受容
　体拮抗薬 …………………………… 50
NNT …………………………………… 51
number needed to treat …………… 51

O
opioid-induced hyperalgesia ……… 62

P
pain catastrophizing ………………… 18
perineurial window ………………… 83
PGA-C tube ………………………… 87
polyglycolic acid-collagen tube …… 87
pump 効果 …………………………… 69

R
reflex sympathetic dystrophy …… 12, 63
RSD ………………………………… 12, 99

S
spinal cord stimulation ……………… 62
Sudeck 萎縮 …………………………… 12

和文

あ
アフターケア ………………………… 95
新たな病態仮説の登場 ………………… 5
医業類似行為 ………………………… 126
萎縮性変化 …………………………… 71
痛みの悪循環モデル ………………… 19
痛みの破局的思考 …………………… 18
運動異常 ………………………………… 7
エキス剤 ……………………………… 55
瘀血 …………………………………… 57
温冷交代浴 …………………………… 69

か
カウザルギー ………………………… 99
感覚障害 ………………………………… 7
感覚神経ブロック …………………… 65
肝気鬱結 ……………………………… 57
寒証 …………………………………… 57
関節可動域訓練 ……………………… 77
漢方薬 ………………………………… 55
気虚 …………………………………… 57
キシロカインテスト ………………… 83
機能性疼痛 ………………………… 119
機能性不随意運動 ………………… 124
急性期 ………………………………… 58
胸部交感神経節ブロック …………… 64
虚偽性障害 ………………………… 125
局所静脈内交感神経ブロック ……… 65
筋力強化訓練 ………………………… 77
痙性斜頸 …………………………… 112
頸椎捻挫 …………………………… 126
外科後処置 …………………………… 97
ケタミン点滴療法 …………………… 50
血虚 …………………………………… 57
後遺障害 ……………………………… 94
後遺障害の認定［採血による］
　……………………………………… 110
交感神経系 …………………………… 70
交感神経ブロック …………………… 63
後根神経節 …………………………… 33
広範囲筋膜炎 ………………………… 89
広範囲障害抑制性調節 ……………… 89

硬膜外ブロック……………………66
国際疼痛学会1994年診断基準……22
国際疼痛学会2004年診断基準……22
骨萎縮………………………………27

さ

採血時に痺れや痛み[を訴えたとき]
　の対処法……………………107
採血手技………………………………105
採血による[痺れなどに対する]
　CRPSの診断………………110
採血の説明書…………………………106
再発………………………………………98
作業療法………………………………77
詐病………………………………125
視床Vo核手術…………………117
ジストニア……………………………112
持続くも膜下薬物注入ポンプ……62
失感情症…………………………41
脂肪水信号比…………………………28
静脈内局所交感神経ブロック……48
書痙………………………………112, 113
自律訓練法……………………………44
心因性疼痛………………………119
人格傾向………………………………41
腎虚………………………………………57
神経障害性疼痛………………15, 109
神経障害性疼痛薬物療法ガイドライ
　ン………………………………36, 51
神経成長因子…………………………32
神経損傷の機序[採血による]
　…………………………………107
神経リハビリテーション…………75
新種の自己免疫疾患…………………6
振戦………………………………112

身体症状症………………………42
診断基準……………………………4
心理学的因子……………………40
心理教育……………………………43
ステロイド局所静脈投与…………34
ステロイド経口投与………………34
星状神経節ブロック………………64
精神医学的治療……………………43
生体内再生療法……………………88
生物心理社会的モデル……………16
脊髄硬膜外電気刺激療法………116
脊髄電気刺激………………………62
装具療法……………………………77

た

多科目連携治療アプローチ……122
多汗…………………………………72
多毛…………………………………72
断端神経腫…………………………83
中間移行期…………………………58
中枢機能障害性疼痛…………33, 120
中枢神経系の関与…………………7
直接神経障害………………………88
凍瘡…………………………………70
ドーパミン………………………121

な

内視鏡下胸部交感神経遮断術……62
日本版CRPS判定基準……………22
認知行動療法……………………44, 125
熱性浮腫……………………………69
脳深部刺激療法…………………117

は

バクロフェン……………………116

バクロフェン髄腔内投与治療……116
針刺し損傷…………………………84
反射性交感神経性萎縮症……12, 63
判定指標……………………………12
非器質的疼痛……………………120
皮静脈と神経の位置関係………105
皮神経損傷…………………………83
標準採血法ガイドライン………104
不安…………………………………41
フェノールブロック………………84
副交感神経系………………………70
複合性局所疼痛症候群
　………………………22, 47, 94, 121

ま

末梢神経損傷の診断[採血による]
　…………………………………109
末梢総和障害………………………88
慢性期………………………………58
ミオクローヌス………………112
ミラーセラピー……………………75

や

薬物療法……………………………48
薬理学的疼痛機序判別試験………52
腰部交感神経節ブロック…………65
抑うつ………………………………41

ら

リハビリテーション………………75
歴史的変遷……………………………2
労災補償障害認定必携…………100
労働災害……………………………94

わ

腕神経叢ブロック…………………66

複合性局所疼痛症候群(CRPS)をもっと知ろう
―病態・診断・治療から後遺障害診断まで―

2015年10月15日　第1版第1刷発行（検印省略）

編　者　堀　内　行　雄
発行者　末　定　広　光
発行所　株式会社 全日本病院出版会
東京都文京区本郷3丁目16番4号7階
郵便番号 113-0033　電話 (03) 5689-5989
FAX (03) 5689-8030
郵便振替口座　00160-9-58753
印刷・製本　三報社印刷株式会社

©ZEN-NIHONBYOIN SHUPPAN KAI, 2015.

・本書に掲載する著作物の複製権・翻訳権・上映権・譲渡権・公衆送信権（送信可能化権を含む）は株式会社全日本病院出版会が保有します．
・JCOPY　＜(社)出版者著作権管理機構　委託出版物＞
本書の無断複写は著作権法上での例外を除き禁じられています．複写される場合は，そのつど事前に，(社)出版者著作権管理機構（電話 03-3513-6969, FAX03-3513-6979, e-mail : info@jcopy.or.jp）の許諾を得てください．
本書をスキャン，デジタルデータ化することは複製に当たり，著作権法上の例外を除き違法です．代行業者等の第三者に依頼して同行為をすることも認められておりません．

定価はカバーに表示してあります．
ISBN　978-4-86519-213-1　C3047